岭南中医药文化
通俗读物系列

刘 强 袁 诚 蔡丙国 主编

岭南药食两用中药

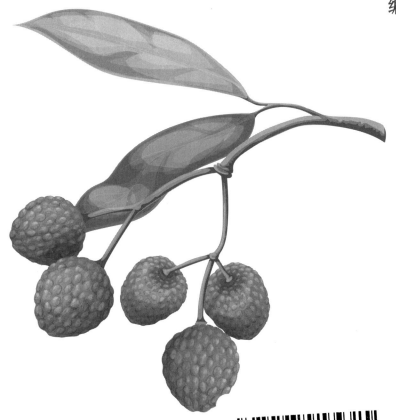

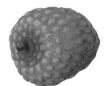

化学工业出版社
·北京·

内 容 简 介

　　《岭南药食两用中药》是"岭南中医药文化通俗读物系列"的一个分册。

　　本书内容分为七章，第一章绪论，简单介绍岭南中药的基本知识，包括岭南中药的特点、岭南药果、药膳、靓汤、凉茶、糖水；第二～七章，介绍了59种药食两用中药的来源、品种、选购及贮存常识、性味功效、有效成分、药理作用、临床应用、用法用量、应用注意、常用单验方、食疗及药膳，重点介绍鉴别及单验方用。

　　《岭南药食两用中药》内容丰富、资料翔实、图文并茂，可作为中医药普及读物，适合热爱养生、保健的普通大众阅读；亦可供广大中医药文化爱好者，尤其是岭南地区广大中医药爱好者参考。

图书在版编目（CIP）数据

岭南药食两用中药 / 刘强，袁诚，蔡丙国主编. —北京：化学工业出版社，2022.9
（岭南中医药文化通俗读物系列）
ISBN 978-7-122-41878-4

Ⅰ. ①岭…　Ⅱ. ①刘…②袁…③蔡…　Ⅲ. ①中草药 - 广东②食物疗法 - 广东　Ⅳ. ① R282 ② R247.1

中国版本图书馆 CIP 数据核字（2022）第 129266 号

责任编辑：马泽林　杜进祥　　　　　文字编辑：何金荣
责任校对：杜杏然　　　　　　　　　装帧设计：溢思视觉设计 E-mail: isstudio@126.com / 李申

出版发行：化学工业出版社（北京市东城区青年湖南街13号　邮政编码100011）
印　　装：大厂聚鑫印刷有限责任公司
710mm×1000mm　1/16　印张9¾　字数174千字　2023年6月北京第1版第1次印刷

购书咨询：010-64518888　　　　　　售后服务：010-64518899
网　　址：http://www.cip.com.cn
凡购买本书，如有缺损质量问题，本社销售中心负责调换。

本书编写人员名单

主　　编：刘　强　袁　诚　蔡丙国

副 主 编：陈兴兴　许文东　李　菁　梁颉盈　黄德浩

参编人员（按姓氏笔画排序）：

马恩耀　王小妹　王笑丹　卢素宏　申春燕

伍柏坚　刘　莉　刘　强　刘少勇　刘春芳

江翠平　许文东　李　菁　李咏华　汪玉芳

沈　群　张　璐　张聚洋　陈兴兴　易延逵

罗文英　郑荣波　项　磊　袁　诚　袁汉华

黄晓丹　黄德浩　梁颉盈　曾荣华　雷英菊

蔡丙国

序言

　　岭南中医药文化是我国传统医学的重要组成部分，是祖国医学精粹与岭南地区医疗实践相结合的产物。其特点主要在于重视岭南炎热多湿、植物繁茂、瘴疬虫蛇侵袭等环境因素，着眼于岭南多发病和常见病的治疗，勇于吸收民间医学经验和外来医学新知，充分开发利用当地药材资源，形成了鲜明的地方特色。

　　"岭南出好药"。岭南药是祖国医药宝库中的一枝奇葩。它源于岭南特殊的地理环境的蕴育，得益于岭南人民的勤劳智慧。其应用历史悠久，疗效确切。不仅为保障岭南人民的健康做出了贡献，而且也丰富了祖国医药宝库的内容。在漫长的历史过程中，岭南药已深深融入了岭南人民的生活，成为岭南文化的重要组成部分。

　　岭南中成药是我国中成药业中有显著地方特色的一个分支，是岭南中医药学的重要组成部分，千百年来为岭南人民的繁衍昌盛作出了不可磨灭的贡献。岭南中成药生产历史悠久，名优品种众多。其用本地药材治本地病为最主要特色。常用的本地药材如广藿香、阳春砂仁、陈皮、南板蓝根，是岭南著名的中成药如保济丸、补脾益肠丸、蛇胆陈皮散、感冒清胶囊等的独特药物。

　　民间有云："广东三件宝：烧鹅、荔枝、凉茶铺。"行走于广州的大街小巷，各色林立的凉茶铺成为一道道独特的风景线，那街道上徐徐萦绕的药香、古色古香的门面、锃光瓦亮的铜壶，折射出的是数百年的凉茶文化积淀。时至今日，凉茶已成为岭南文化的代表，与粤剧、粤菜、粤语等共同体现了岭南独具特色的地域文化。

　　在漫长的历史过程中，由岭南中草药组成的单验方已深深融入了岭南人民的生活，涉及治疗的各个方面。岭南单方验方具有药味不多、药源广泛、取材容易、使用简便、省时省钱的特点，不仅对常见病、多发病有效，对疑难杂症也有一定的治疗效果。单方验方，用之得当，确有奇效，不可小觑。

南方医科大学与广州医药集团共同编写了"岭南中医药文化通俗读物系列"。此丛书通俗易懂且实用性强。将有助于读者知岭南中医药历史、弘岭南中医药文化。

于本书出版之际，故乐为之序。

罗国鸿

2022.7.30 于广州

前言

　　一方水土养一方人，一方水土也育一方药。岭南地属亚热带气候，有利于中草药繁育生长，使得"南药"成为岭南地域文化重要组成部分，历经千年不衰。"五谷为养，五果为助，五畜为益，五菜为充，气味和而服之，以补养精气"的"药食同源"理念贯穿于岭南人的饮食习惯中。喝凉茶、饮靓汤、吃药膳等生活方式，以其"简、便、验、廉"在民间广为应用，是岭南人民根据本地的气候、水土特点，以药、食为基础，以中医药理论为指导，在长期预防疾病与保健过程中总结出的养生之道，在岭南人卫生保健、防病治病方面起到了相当重要的作用。

　　在本书的编写过程中，注重强调家庭保健，在单验方及食疗药膳的选取上突出了简易、实用、可操作性强、疗效较可靠。读者通过阅读本书能提高辨识、选择、应用药食中药的能力，从而有益于身心健康。当然，本书介绍的单验方仅供参考，真正需要治疗还是要去医院遵医嘱。

　　本书由刘强、袁诚、蔡丙国主编，统筹全书的写作。具体分工为雷英菊、袁汉华、郑荣波、卢素宏、申春燕撰写绪论；伍柏坚、刘少勇、项磊、曾荣华、王小妹、黄德浩、王笑丹撰写岭南佳果部分；许文东、刘春芳、易延逵撰写果实种子类；张璐、刘莉、江翠平撰写根与根茎类；黄晓丹、罗文英、马恩耀撰写全草类；李咏华、李菁、汪玉芳撰写花叶皮类；沈群、梁颉盈、张聚洋撰写其他类；陈兴兴负责图片拍摄。

本书在编写过程中，得到了南方医科大学中医药学院药用植物与鉴定教研室老师的大力支持。在出版过程中，得到了广州医药集团的资助。谨此一并致谢。

由于时间及作者水平所限，书中疏漏之处在所难免，敬请读者和同行批评指正。

编者

2022 年 6 月

目录

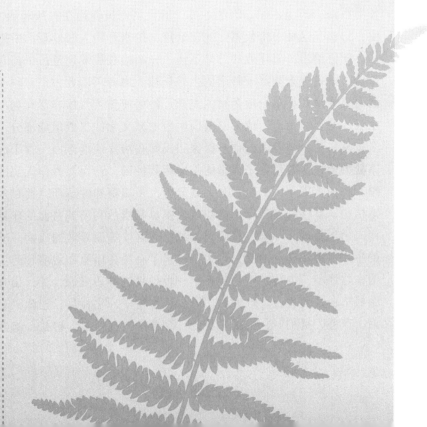

第一章
绪论

一、岭南中药及特点

岭南是一个地理概念，通常指五岭以南的广大地区，北依五岭，南濒大海，主要包括广东、海南、福建三省以及广西壮族自治区的一部分（含港澳地区），属热带-亚热带气候，日照时间长，气温高。岭南区域内地形复杂多样，有山地、丘陵及大小岛屿等，地势北高南低，南部临海，河流纵横，原始森林茂密，雨量充沛，其自然气候、地理环境与我国其他地区有明显的差异。早在两千多年前的《黄帝内经》第十二篇的《素问·异法方宜论》就认识到："南方者，天地所长养，阳之所盛处也。其地下，水土弱，雾露之所聚也。"根据中医"天人合一"的思想，长期生活在这种环境下的人，由于生活习惯、人体质的差异，疾病的发生和发展、临床证候和防治方法有其特殊性，形成不同于其他地区的医家风格和医疗特色。岭南历代著名中医学家重视南方炎热多湿、植物繁茂、山岚瘴气、虫蛇侵袭等环境因素，着眼于南方多发、特有疾病的防治，勇于吸取民间经验和外来医学新知，充分利用本地药材尤其是草药及海洋药物资源，逐渐形成了有地域特点的岭南医学。

任何生物的生长、发育和繁殖，都与其生活环境密切相关。植物如果对某一特定的生态环境能够很好地适应，就会产生获得性遗传的种内变异，从而产生品质差异。中医历来讲究药材的来路，小学徒入行，老师傅会语重心长地教诲：药源不明，治法不灵。清代名医吴鞠通在其所著的《吴鞠通医案》中，记载了这样一个故事：他在治疗一位水肿病人时发现，所用的药方非常对证，配伍恰当，但疗效却总是不佳。仔细检查后发现是由于药方中的桂枝质量不佳。于是他求购产于岭南的上好桂枝，患者再服此方剂，很快就痊愈了。由此可见地道药材与一般药材的差异。岭南亚热带气候非常有利于中草药的繁育生长，使得"南药"成为岭南中医药地域文化的重要组成部分，历经千年而不衰。从古至今，岭南的许多医家和民间在治疗疾病方面，善于运用生长于岭南本地的药材，并积累了大量的临床用药经验，为保障岭南人民的健康做出了贡献。岭南本地草药，从已有记载分析，多属植物性草药，而且多为一年生的草本植物，其性味多苦寒，其功效大多具有清热利湿或祛湿的作用，比较适合岭南人由于地理、环境、气候因素或生活习惯等而导致的疾病。岭南人民在长期的生产劳动和防病治病过程中，积累了有关药用植物栽培和药用动物养殖方面的丰富经验，为传统中药保存了一批优良的种质资源，如：山柰、广防己、广金钱草、广藿香、广地龙、广陈皮、木鳖子、化橘红、巴戟天、石决明、红豆蔻、芦荟、枇杷叶、金钱白花蛇、金樱子、何首乌、砂仁、海龙、海马等品质优良的传统中药，被公认为"岭南道地药材"。肇庆的芡实，味纯肉厚，健脾益肾，特称"肇实"。化州的橘红，片薄色正，香气浓郁，习称"化橘红"。惠东、惠阳、海丰、揭阳是山柰的主产区之一，栽培面积较大，产量较高，且质量优良。广防己产于广东、广西两省（区），以肇庆、高要、阳江、茂名、清远栽培的质量较佳。广藿香以番禺、宝岗、石牌的为最好，现今肇庆、高要、徐闻、吴川、海康一带均有栽培。巴戟天在广东、广西、福建均产，以高要、德庆、五华、新丰、广宁等地所产者为佳。家种何首乌主产于广东德庆、清远、高州，湖南永州、会同，广东德庆为地道产区。新会、江门、四会一带所产的广陈皮，果皮整齐，色泽鲜艳，油性大，香气浓，堪称陈皮中的佳品。枇杷叶主产于广东、江苏、浙江等地，而广东所产"广枇杷"质量优。阳春砂仁，产量大，质佳，以阳春蟠龙金花坑为地道产区。鸦胆子在广东、广西均产，但以博罗、海康、龙川、茂名所产的粒大、饱满、油分足。高良姜则以徐闻栽培面积最大，产量高，且质量优良。

岭南医家在长期的医疗实践中，不但善于吸收民间医学经验，充分开发利用了当地药材资源，而且勇于吸收外来医学的新知识，不断扩大新药源，增加新品种。为数众多、应用历史悠久、疗效确切的岭南民间草药，如今已走进了广东各地的中药店堂，成为广东省医院中药房和中药店不同于其他地方的特色。如清热解毒的火炭母、祛风止痛的两面针、健脾利水的田基黄、生津止渴的梅叶冬青、治肝炎的三叉苦、退热的积雪草，以及凤尾草、假鹰爪、草珊瑚、石南藤、假蒟、杠板归、虎杖、倒扣草、绞股蓝、了哥王、岗松、桃金娘、山芝麻、红背叶、黑面神、九里香、人面子、朱砂根、扭肚藤、鸡蛋花、玉叶金花、山大颜、鬼针草、旱莲草、地胆头、星宿菜、肾茶、毛麝香、冰糖草、马缨丹、溪黄草、金丝草等岭南草药都在广泛应用。岭南地区中草药资源品种多、分布广、产量大，岭南中草药同粤语、粤菜、岭南建筑一样，成为岭南文化的重要组成部分，丰富了当地人民的物质生活和精神生活。

宋代苏东坡流寓岭南，在罗浮山留下诗句《小圃五咏》，咏人参、地黄、枸杞、甘菊、薏苡仁五味中药，其咏"薏苡"曰：

伏波饭薏苡，御瘴传神良。能除五溪毒，不救谗言伤。
谗言风雨过，瘴疠久亦亡。两俱不足道，但爱草木长。
草木各有宜，珍产骈南荒。绛囊悬荔支，雪粉剖桄榔。
不谓蓬荻姿，中有药与粮。春为芡珠圆，炊作菰米香。
子美拾橡栗，黄精诳空肠。今吾独何者，玉粒照座光。

二、岭南药果

水果，不仅营养丰富，而且具有一定的药用价值。杳蕉治病有妙方，橘子全身皆是良药，菠萝治病有秘密，石榴止泻见奇效，益寿延年话桃子，定喘止遗说银杏。药食俱优的荔枝，利咽醒酒的橄榄，真正的维生素 C 之王刺梨……每一种水果都包含着药用价值，多吃水果，可防病治病，延年益寿。

岭南地处亚热带，热带、亚热带水果品种繁多，素称"水果之乡"。以广州为例，水果品种就有 500 多种。柑橘、荔枝、香蕉、菠萝被称为"四大水果"。柑橘类包括橙、柑、橘、柚、柠檬、香橼、金橘等，以甜橙为大宗，有 10 多个品种。史书载，当年汉武帝便向岭南征贡"御橘"，三国时吴国交趾太守士燮向孙权进献的"瑞橘"，指的都是甜橙。荔枝有"果王"之称，从古到今，备受人们的青睐。正如唐代诗人张九龄在《荔枝赋》序里说："南海郡出荔枝焉，每至季夏，其实乃熟，状甚环诡，味特甘滋，百果之中无一可比。"荔枝品种有桂味、糯米糍、三月红、妃子笑、玉荷包等多个品种，其中桂味、糯米糍是上佳品种，挂绿更是难求。香蕉类包括大蕉、粉蕉、龙牙蕉、油蕉、牛角蕉等，常见的有 10 多个品种。菠萝也有皇后、黄金、菲律宾（巴厘）、无刺卡因等多个品种，多数人对其名称较为陌生。

除"四大水果"外，还有阳桃、龙眼（桂圆）、木瓜、三华李、沙梨、柿子、白榄、青梅、番石榴、黄皮、枇杷、人心果、油梨、杨梅、桃、蒲桃、洋蒲桃、无花果、番荔枝等多年生水果，以及西瓜、甜瓜等短期生水果，还有野生和半野生的水果余甘子、枳椇、酸枣、岗稔、棠梨、蛇莓、猕猴桃、山橙、薜荔、龙珠果等十余种。

"一骑红尘妃子笑"的果王荔枝是岭南的特产。明代李时珍在《本草纲目》中认为，常食荔枝能补脑健身，治疗瘰疬瘤肿，开胃益脾。干脯能补元气，为产妇及老弱补品。清代王士雄《随息居饮食谱》中说："荔枝甘温而香，通神益智，填精充液，辟臭止痛，兹心营，养肝血，果中美品，鲜者尤佳。"荔枝早已被当作了补虚美容润肤延年益寿的佳品。

荔枝一次不能多吃，多吃可导致上火，引起体内糖代谢紊乱，造成"荔枝病"（即低血糖），轻者恶心、出汗、口渴、无力，重则头昏、昏迷等。其他水果也不能食用过多，比如苹果摄入过多不利于心、肾保健。

三、岭南药膳

中国饮食文化源远流长，百川汇海，百味纷呈，凝聚着中华文化之美。在中国的饮食文化中，中华药膳又独树一帜，成为饮食保健与饮食养生的一个重要方面。其具有悠久的历史和丰富的内容，采用天然的动物、植物及矿物药，食以养生保健，防治疾病，是中医学术特色之一。

岭南天气湿热，体力消耗比其他地区都要大，消化功能多有所降低，进食减少，出现"无病三分虚"的现象。因此，岭南人对中医药比较信赖，药膳知识及使用非常普及。他们将中药与食物相配伍，运用传统的饮食烹调技术和现代加工方法，制成色、香、味、形俱佳的具有保健和治疗作用的食品。

岭南地区的民间流传大量的药膳食谱，人们喜欢选用有药用价值的食物，或在汤、粥、饮料，甚至菜肴中加入某些药材，一年四季都有不同的药膳食谱。市面上药膳材料五花八门，十分丰富。很多药材和制作药膳的配料，在菜市场、杂货店都可以买到。

岭南药膳的种类很多。按其治疗作用分，有保健强身类、治疗疾病类、延年益寿类等；按制作方法分，有炖、煮、熬、炒、卤、炸、烧、煮粥以及制药酒和饮料等。如著名的人参鹿肉汤、山药羊肉汤、白鸽红枣饭、冰糖鸭蛋羹、黄芪炖母鸡、龙眼洋参饮、山药芝麻糊、菊花酒等。此外还有一些具有鲜明的岭南地区的地方特色，如除湿、除热气等的药膳。如祛湿药膳有：清热利湿的土茯苓苡仁粥、祛湿解毒的土茯苓煲龟汤、健脾渗湿的清补凉汤等。这些药膳各有一定的滋补或治疗用途，形成了独特的岭南药膳文化。

岭南药膳不是食物与中药的简单相加，而是在中医辨证配膳理论指导下，以药物和食物为原料，经过烹饪加工制成的一种具有食疗作用的膳食。岭南药膳是中国传统的医学知识与烹调经验相结合的产物。它"寓医于食"，既将药物作为食物，又将食物赋以药用，药借食力，食助药威，变"良药苦口"为"良药可口"；既具有营养价值，又可防病治病、保健强身、延年益寿。

岭南药膳的原料主要分为食物和中药两部分。食物的种类十分广泛，涉及人们常见的"谷肉果菜"，如：各种谷物粮食包括薯芋、豆类；禽畜肉类，鱼类和龟鳖、蚌蛤、蟹虾，以及部分虫、蛇类；水果、干果和部分野果；各种蔬菜野菜。除此之外，调味品、香料、茶和代茶饮品实际上也属于食物。用于药膳的中药除用其功能外，应有不同程度的可食性，故不如食物那样广泛。它们必须具备以下特点：首先，原料中药或经制备、烹饪的中药须无毒性，如党参、枸杞子、人参等。其次，原料中药可以咀嚼食下，如党参、山药、茯苓等；原料中药有较好的气味，比较适口，如小茴香、砂仁、草果、桂皮等。所以药膳应用的中药只是全部中药的一小部分。

岭南药膳形式多样、品种丰富，按原料性质和制作方法，大致可分为米面食、菜肴、粥食、糕点、汤羹、饮料、蜜饯等多个种类。其中最具代表性、最有影响力的品种，首推凉茶和老火汤。

中国药膳源远流长，"民以食为天。"自古以来我国人民就由此受到启发，古代关于"神农尝百草"的传说反映了早在远古时代中华民族就开始探索食物和药物的功用，故有"医食同源"之说。药膳经历代医家的整理、收集，逐渐发展成今天这样内容丰富、疗效肯定、影响深远的保健方法。

四、岭南靓汤

古时岭南为"南蛮"之地，水土湿热，瘴气重，岭南人抗湿热，战酷暑，发展了自己的"凉爽文化"，凉茶、老火汤、骑楼、大屋，将纳凉发挥至极致。来到岭南，喝老火汤是必不可少的。饮老火汤是岭南人饮食的一大特色，"汤"自然地成为岭南饮食文化的重要组成部分。不论春夏秋冬，不论男女老幼，每天的饮食几乎总离不开功效各异的汤；不论丰盛的宴会还是每天的家常便饭，也几乎离不开款款美味的汤。

老火汤的原理源自中医的药理。在中药的配药中是很讲究用动物的器官作药引的，讲究以形补形，如医鼻炎就要用猪鼻子作药引，而从中医的角度上来看，所有的动植物都有其本身的药性，即使是路边一棵很普通的小草，都会有自身的药用价值，它们在文火的煎熬中慢慢地与水相溶，成为药汤。岭南的水土和气候都比较热，在这里生活的人们都比较容易上火，"王老吉""廿四味"等凉茶虽然很好，但实在是太苦了，于是岭南人在中药的煎熬中悟出了老火汤。顾名思义，老火汤一定要用老火来熬，要熬两小时以上才会有比较好的口感，其中肉类的蛋白质、多糖纤维等营养成分和骨头里的钙质才能较好地与水相溶，这样汤的营养价值才会比较高。原料要与冷水一起下锅，这样能把原料里的蛋白质、脂肪等物质，经加热后，充分浸出，溶于汤内，使汤味鲜醇味美。

岭南人的信念是"饭前一碗汤，身体最健康"，所以喝汤也就成为最常见的食疗保健、健身强体的基本措施和简单方法。按照不同的季节区别不同的性别、年龄、体质、健康状况和特殊生理需求的人群，选择饮用不同的汤，可以收到不同的功效：或者是清补滋润，或者是消暑清热，或者是强身补虚，或者是养颜美容。

一煲老火汤，十数种汤料，一大块猪骨瘦肉或者数条鱼、一整只鸡，再来些章鱼、瑶柱、鲍鱼、螺片之类，加上数小时慢火煲炖，一煲汤可谓价值不菲。煲汤后的汤渣大多弃而不用，据说营养都跑到汤水中去了。如果你的身体火气旺盛，就要选择性甘凉的汤料，如绿豆、薏苡仁、海带、冬瓜、莲子等，以及七星剑花、鸡骨草等清火、滋润类的中草药；如果你的身体寒气过盛，那么就应选择一些性热的汤料，如参等。

在汤料的选择上，用来炖的一定不能用来煲，如参、茸、燕窝等。喝汤讲究原汁原味，只要煲的时间够，汤的鲜美味道自然会飘溢出来。古人云："宁可食无馔，不可饭无汤。"

现在，老火汤的香味已不仅仅弥漫在岭南大地，更飘向了全国、飘向了世界。

五、岭南凉茶

民间有云，"广东三件宝：烧鹅、荔枝、凉茶铺。"凉茶文化，在岭南饮食文化中拥有悠久的历史积蕴和民俗内涵。而聪明纯朴的岭南人在继承前人的基础上，依据岭南所处的特殊地理位置、自然气候环境及人们的生活、饮食习惯，不断改进前人留下的治疗方法，形成了岭南地区的用药特色。而在此基础上孕育而生的凉茶，在制法上就独树一帜，具有浓厚的地方特色。说到凉茶，岭南地区无论男女老少，皆头头是道，各有一套理论。一个火炉，一口小锅，加上房前屋后信手拈来的葱、姜、紫苏叶、薄荷、栀子、鱼腥草、火炭母、车前草、积雪草等，便可煮上一杯。在外地人眼里，饮凉茶简直有点"自讨苦吃"。一碗中草药熬成的凉茶，颜色深褐至浓黑，味道苦涩难以下咽，但当地人却饮得有滋有味。尽管咖啡馆林林总总，凉茶生意照样红火，时髦的先生小姐们还是爱喝凉茶。凉茶铺多过米铺，成了广东地区街头的一道风景。广东的凉茶铺都不大，店内放置着几张八仙桌，可憩息喝凉茶。四周墙壁上挂着各种凉茶的名称及功效，无不透露着一种古老的文化底蕴。岭南人饮用凉茶历史悠久、代代流传、相习成俗，与粤剧、粤菜、粤语等，一起体现出独具特色的岭南文化。

那么什么是凉茶呢？顾名思义，"凉茶"就是指由药性寒凉的药物组成，具有清热解毒、滋阴降火等作用，用于治疗实热和虚热证（热气和上火）的汤药。药力轻柔的有"五花茶""夏桑菊""竹蔗茅根汁"等；药力峻猛的有"石歧凉茶""廿四味""斑痧茶"等。在治疗疾病上都取得了很好的疗效，如：感冒、湿滞用"盒仔条"；热气、上火饮萝卜竹蔗茅根水；湿热饮"五花茶"；喉咙痛用苦瓜干煲蚝豉或水瓜壳煲冰糖；咳嗽饮"罗汉果"茶；发热煲倒扣草，焗水翁花或用蝉蜕煲冬瓜；肝热煲鸡骨草、狗肝菜；尿频、尿痛煲车前草、赤小豆、崩大碗，等等。而且不同地区亦各有其特色，如湛江伤风咳茶、东莞鲁太爷甘露茶、沙溪凉茶、罗浮山凉茶、石歧凉茶等。

岭南蕴藏着丰富的生草药资源，主要分为苦寒泻火除湿、甘凉清除郁热和甘凉清热润燥三大类型。人们一般都爱好使用房前屋后、田野山村之间简便易得、效验的鲜草药。如应用鲜马齿苋、积雪草、火炭母治疗痢疾；鲜桑叶、枇杷叶治疗咳嗽；萹蓄治疗皮肤湿疹，捣烂外敷治疗腮腺炎；青天葵治疗疮疡；等等。这也就形成了岭南地区独具特色的用药习俗。其中孕育而生的凉茶以其简、便、验、廉的特点，凭借"天然、健康、快捷、方便"的饮食习惯，"饮"出了岭南人的健康。

在保健或治疗疾病的过程中，老百姓多依据祖辈口碑相传或老百姓互相传授的经验，根据岭南地理气候及易发病症特点，不断改进和积累用药经验，形成了具有浓郁岭南特色的下火饮品。与传统的中药相比，凉茶多为单味使用或少数几味配伍使用，药量一般较大，且多使用鲜草药，具有配伍简单、方便快捷、效果显著、价廉或无成本等优点，因而凉茶也深得老百姓喜爱。凉茶作为岭南地区一种特有的清凉饮料，在存在的近两百年间，融防病治病、养生保健于食品之中，具有清热祛湿、清肺润燥、养阴养阳等功效。对于土生土长的岭南人，可以说是"喝着凉茶长大"的。

关于流传已久的"凉茶"，究竟是怎么得来的呢？据传，在公元306年，东晋道学医药家葛洪来到岭南，感受到岭南地区气候湿热，瘴病流行，于是他悉心研究岭南各种湿病草药，留下了针对岭南气候特征的大量医学专著。岭南老百姓根据葛洪的医学理论，结合人们在长期防治疾病过程中的丰富经验，以药性寒凉、解暑消毒的中草药熬水来喝，便形成了具有深厚岭南文化底蕴的"凉茶"。凉茶配制技艺以家族世袭传承下来，已有数百年历史，独特的文化底蕴得到了民众的广泛认可。2006年5月，凉茶入选第一批国家级非物质文化遗产名录。

六、岭南糖水

如果你只从字面上理解，糖水不过就是白开水加白糖的话，那就错了。所谓糖水，是由冰糖配上各式中药材或者瓜果、豆类、奶类、面制品，然后放在一起熬炖成的甜味补品，种类十分多样，一般也叫作甜品或者甜点。我们知道，广东在历史上素来都是蛮荒之地，瘴气横行，自然要喝一些能调补的东西，凉茶太苦了，还是喝点糖水好一点。夏季作为消暑饮品为广东人所喜欢；冬天天气干燥，而糖水则有滋润作用，也同样受到人们的欢迎。糖水跟煲汤一样，是慢工出细活儿耐心熬炖出来的，而且也一样具有滋补养生功效。糖水既可以作为中式饭食后的甜品，也可以作为夜宵的小品，为人们带来愉快的心情，更因为其与生俱来的西式甜点所不具备的滋补、养颜甚至一些医学效用而成为人们进行食补的优选。

糖水品种名目繁多：豆类的有红豆沙、绿豆沙、眉豆沙；糊类的有芝麻糊、杏仁糊、花生糊、核桃糊。广东人重滋补，连糖水也不例外，他们喜用中药材或具有滋补作用的食物来煲制各种糖水。药材类的有百合糖水、红枣莲子糖水、清补凉糖水、龟苓膏、薏仁冬瓜露等，高档的则有冰糖燕窝糖水、各式雪蛤糖水。牛奶是人们生活中的常见之物，但用牛奶制作糖水，则是广东人的一绝。牛奶类的有窝蛋奶、姜汁撞奶、凤凰奶糊、双皮奶。另外还有炖蛋、银耳炖木瓜、番薯糖水、麻蓉汤丸、蛋奶、豆浆、豆腐花等这样的甜食，也是糖水店里的常备之物。像花生糊、红豆沙这类的一般人都明白，而姜汁撞奶、紫露等，不亲口尝一尝，肯定不知道是何物。糖水煮沸后饮用的为热饮，冷冻后饮用的为冷饮。

在各式糖水中，滋味水果经常入馔，令美味糖水更见色彩斑斓，更显健康有益。不难发现，不少蔬果营养价值甚高，与其他药材如南北杏、川贝、雪耳、无花果、莲子、杏仁、红枣、百合等结合，不仅有了丰富的风貌和口味，又因为细熬慢炖使得食材的精华和滋补的功效都得到了很大的提升，更具滋补功效。也让这原本只是因为广东湿热的气候才应运而生的东西，具有自己独特的气质和个性。在天气忽冷忽热、较易着凉、皮肤又较易干燥的时节，爱健康、爱漂亮的你不妨炮制几款时令健康滋润糖水，及时进补一番，身体健康可谓"唾手可得"！

在糖水文化中，一般认为经某些药材、豆类、生果、面制食品加上糖而成的糖水，有清润消暑、生津益身之功效。在烦躁而不容易入眠时，喝糖水使体内产生大量血清素，可助眠。糖水也有一定的止咳作用，但是不能作药用。

糖水不只是市井之物，在高档粤菜馆里也一样有地位，无论你菜做得再精美，没有好的糖水供应，也是一种缺憾。在一些高档粤菜馆，像红豆沙、银耳羹、花生糊、西米露这些普通糖水，一般是免费赠送的，食客酒足饭饱之余，再来一盅免费糖水润润喉，那才算是完美的饭局。当然，酒楼里那些制作讲究的燕窝糖水和雪蛤糖水价格不菲！

第二章
岭南佳果

菠萝

【来　　源】本品为凤梨科植物凤梨的果实。

【别　　名】凤梨、露兜子。

【产　　地】原产于美洲，现广植于热带地区，广东、海南、广西、福建及云南部分地区有栽培。

【性味功用】味甘、微酸，性平，入胃、肾经。健脾解渴，消肿，祛湿，醒酒益气。用于消化不良、肠炎腹泻、伤暑、身热烦渴等症，也可用于高血压眩晕、手足软弱无力的辅助治疗。

【有效成分】菠萝果肉含有丰富的水分、蛋白质、糖类、粗纤维、果糖、葡萄糖、氨基酸、脂肪、维生素 A、维生素 B_1、维生素 B_2、维生素 C 等人体必需的营养素。

【药理作用】菠萝蛋白酶能溶血栓，防止血栓形成。

【用法用量】菠萝生吃，或榨汁以凉开水冲服。每天不宜超过 400 克。

【应用注意】有些人吃菠萝后会引起过敏，俗称"菠萝病"或"菠萝中毒"，在食用 15 分钟至 1 小时左右即出现腹痛、恶心、呕吐、腹泻，同时出现过敏症状，头痛、头昏、皮肤潮红、全身发紫、四肢及口舌发麻；严重的会突然晕倒，甚至会出现休克等症状。

【常用单验方】

(1) 小便不利、消渴　新鲜菠萝 3 只去皮绞汁，将汁于火上煎稠，加入 1500 克蜂蜜并搅匀，待冷却后装瓶，每次饮服 15 毫升，每日 2 次。

(2) 高血压　鲜菠萝 1 只去皮绞汁，每次 30 毫升，每日 2 ~ 3 次，用冷开水冲服，连服数周。

(3) 肾炎　鲜菠萝肉 60 克，鲜茅根 30 克，加水煎，取汁饮服。

(4) 支气管炎　菠萝肉 120 克，蜂蜜 30 克，加水煎，饮服。

(5) 口渴、解酒　新鲜菠萝去皮生吃，每次 200 克，每日 2 次。

【食疗及药膳】

1. 菠萝鱼

[原料组成] 菠萝罐头 1 个，平鱼 1 条，油 5 大匙，柠檬半个，盐、生粉、白糖少许。

[制法] 菠萝切小块；鱼洗净，在鱼的两侧各划两刀，均匀抹上盐；柠檬洗净切半，取半个柠檬榨汁备用；热油 5 大匙，放入平鱼炸至呈金黄色，盛盘；锅中留 1 大匙油继续烧热，放入菠萝块及生粉、白糖煮至浓稠，盛出，淋在鱼上，并挤上柠檬汁即可。

[服法] 佐餐用。

[功用] 补气健脾，养血益胃。适用于气血虚弱、胃弱食少等病症。

2. 苹果菠萝生姜汁

[原料组成] 1厘米长的生姜段，1/3个菠萝，半个苹果。

[制法] 将苹果洗净，切成块，生姜和菠萝去皮，并将菠萝切成可榨汁的薄片；将生姜榨汁，再将苹果和菠萝榨汁；将所榨的汁混合，并搅拌直到起泡，做好后立即饮用。

[功用] 有利于恢复体力。

3. 菠萝炒牛肉

[原料组成] 牛肉半斤，菠萝一个，生油、盐、糖、料酒、鸡精、蚝油、生姜粉、淀粉、胡椒粉少许。

[制法] 牛肉横切成片，加生抽、糖、生姜粉、淀粉、胡椒粉少许、料酒拌匀，腌15分钟左右，再加入少许生油拌匀待用；菠萝一个去皮削眼（可以买已削好的），去掉中间的硬芯，切半厘米厚的片，每片再改切成小块，用淡盐水浸泡几分钟后取出沥干水待用。炒锅烧热，下两匙油，将腌好的牛肉片倒入，快速划散，加1汤匙蚝油，炒两下，加入菠萝块，快炒几下，兜均匀出锅。

[服法] 佐餐用。

[功用] 健胃，增强免疫。

【趣话】

菠萝的别名为"凤梨"，是因其冠芽似凤的羽毛，果肉色如梨。闽南语谐称"旺来"，因此民间常用它来当祭祀果品或居家摆饰，象征吉祥如意，好运到来。

【贴士】

吃菠萝为什么要用盐水泡？

菠萝的果肉含有一种"菠萝蛋白酶"，对口腔黏膜和嘴唇的幼嫩表皮有刺激作用，产生麻刺痛的感觉。食盐能抑制菠萝酶的活力，可以减少菠萝酶对口腔黏膜和嘴唇的刺激。

菠萝蜜

【来　　源】本品为桑科植物菠萝蜜的聚花果。以树液、果仁（果肉）入药。

【别　　名】树菠萝（广州）、包蜜（海南岛）、木菠萝、蜜冬瓜、牛肚子果等。

【产　　地】广东南部至西南部及云南、广西、福建部分地区有栽培，以海南种植最多。

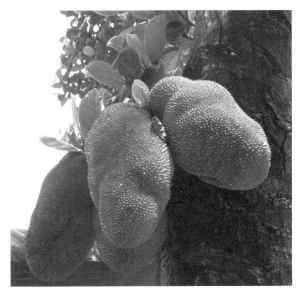

菠萝蜜

【性味功用】树液：味淡、涩。归肺、大肠经。散结消肿，止痛。主治疮疖红肿，急性淋巴结炎，湿疹。可治口腔溃疡。用树液涂患处。果仁：味甘，性平。滋养益气，生津止渴，通乳。主治产后乳少或乳汁不通，脾胃虚弱。

【有效成分】含有丰富的糖类、蛋白质、维生素矿物质、脂肪油等。

【药理作用】果仁有改善局部血液、体液循环、抗炎等作用。

【用法用量】果肉鲜服或绞汁服；果仁 30 克，炖肉服或水煎服。

【应用注意】应注意过敏反应，可先将其果肉放在淡盐水中浸泡数分钟。

【常用单验方】

(1) 慢性肠炎　菠萝蜜核仁炒干研末，每次 15 克，米汤调服，每日 2 ~ 3 次。

(2) 外伤出血　菠萝蜜树叶，焙干研细末敷患处，每日 2 次。

(3) 产后乳汁不足　猪瘦肉 250 克，切小块，菠萝蜜核仁适量，同煮汤食用。

【食疗及药膳】

菠萝蜜炒猪肚

[原料组成] 菠萝蜜 600 克，鲜猪肚 1 只（约 1 千克），红尖椒 1 个，生葱 25 克，生粉 100 克，食醋 10 克，酒 100 克，蒜子 2 粒，花生油、味精、糖、盐适量。

[制法] 菠萝蜜去核待用；红尖椒切件；蒜子切片；取 2 条生葱切葱条，将鲜猪肚用料酒洗刮净，加入食醋、生葱、生粉。将洗净鲜猪肚放入高压煲里煲 15 分钟，取出切成 5 厘米 ×0.5 厘米块。猛火烧锅，加适量花生油，投入蒜片、红尖椒件、热猪肚爆炒，调放味料，然后再倒入菠萝蜜，勾芡即可。

[服法] 佐餐用。

[功用] 健胃消食。

【趣话】

菠萝蜜果成熟时香味四溢，吃完后不仅口齿留芳，手上香味更是洗之不尽，余香久久不退。连嘴馋的小孩子都知道，偷吃了菠萝蜜，是瞒不过大人的。为此，菠萝蜜又有一个好听的名字——"齿留香"。

【贴士】

菠萝蜜原产于印度，现广植于热带地区，为著名热带水果之一，果型巨大，花期后增大呈肉质的花萼，芳香可口；种子富含淀粉，煮熟可食。木材黄色，硬度适中，纹理精细，可制家具；木屑可提制黄色染料。乳状汁液可胶着陶器用；树皮纤维可制绳索。

橙子

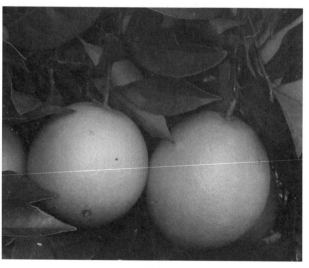

橙子

【来　　源】本品为芸香科植物香橙的果实。

【别　　名】黄橙、金橙、金球、鹄壳。

【产　　地】原产于中国南部，南方各省均有分布，而以四川、广东、台湾等省栽培较为集中。

【性状及选购】果实略呈扁圆形，径 4～7 厘米，果柄细，萼宿存；果皮粗糙，有皱纹，熟时黄色，易剥离，厚约 4 毫米，芳香；瓤囊 10 瓣，肾形，中柱小而充实，果肉及果汁淡黄色，味甚酸。种子约 20 颗，卵形而大，子叶白色，单胚。

根据果实的形状和特点，橙子可分为以下 4 个品种类群。①普通甜橙：果一般为圆形，橙色，果顶无脐，或间有圈印，是甜橙中数量最多的种类。②糖橙：又称无酸甜橙，果形与普通甜橙相似，因含酸量极低，果汁含量达到适当程度时即可采收、上市，是极早熟的甜橙品种。③血橙：果肉及果汁全呈紫红色或暗红色。④脐橙：特征为果顶有脐，即有一个发育不全的小果实包埋于果实顶部，无核，肉脆嫩，味浓甜，略酸。

【性味功用】橙性微凉，味甘、酸。归肺经。生津止渴、开胃宽胸、止呕。用于食欲不振、胸腹胀满作痛、消瘦、解酒、解鱼蟹毒。

【有效成分】含橙皮苷、柚皮芸香苷、柚皮苷、柠檬苦素、那可汀、柠檬酸、苹果酸。果皮含挥发油，有七十多种活性物质，主要为正癸醛、柠檬醛、柠檬烯和辛醇等。

【药理作用】本品对提高机体免疫力、增加毛细血管弹性、降低血中胆固醇、促进肠道蠕动等有促进作用。

【用法用量】生食，绞汁饮，水煎汤服。每次 1～2 个。

【应用注意】橙子忌与槟榔同食。饭前或空腹时不宜食用。吃橙子前后 1 小时内不要喝牛奶。吃完橙子应及时刷牙漱口，以免对口腔牙齿有害。

过多食用橙子等柑橘类水果会引起中毒，出现手、足乃至全身皮肤变黄，严重者还会出现恶心、呕吐、烦躁、精神不振等症状，也就是老百姓常说的"橘子病"，医学上称为"胡萝卜素血症"。一般不需治疗，只要停食这类食物即可好转。

【常用单验方】

(1) 黄褐斑　取新鲜橙子 1 个，洗净去皮，切片，去掉橙籽后贴敷面部，每天 1 次，每次 20 分钟。

(2) 心烦口渴或饮酒过度　生食橙子或绞汁饮。

(3) 大小便不通及痔疮出血　熟橙 1 个，分 2 次食之，每日 4 次。

(4) 急性乳腺炎早期　鲜甜橙数只，去皮、核，榨汁 250 毫升，冲入黄酒 1～2 汤匙饮用。

【食疗及药膳】

橙子鸡块

[原料组成] 橙汁100克，鸡肉块500克，橙子瓣75克，油、面粉、精盐、生姜末、黄酒适量。

[制法] 先在煎盘里将油加热至起泡后，放入鸡肉块，煎至变色，取出，放入干盘中。在煎盘余油中放入面粉、精盐、生姜末、橙汁，边烧边拌，待汁稠浓后放入煎好的鸡肉块，烧沸后，用小火将鸡肉烧嫩，再撒上橙子瓣即成。

[服法] 佐餐用。

[功用] 有助于清胃健脾。

【贴士】

运动后饮用橙汁，含量丰富的果糖能迅速补充体力，而高达85％的水分更能解渴提神。

用洗面巾浸透橙汁擦拭面部皮肤，充分吸收5分钟后用清水洗净，既能卸妆，又可彻底清洁面部污垢和油脂，发挥深层洁肤功效。

将橙瓣切成薄片当眼膜使用，用手指轻轻地按压以助吸收，能促进血液循环，有效补充眼部水分，发挥长时间滋润功效。

番木瓜

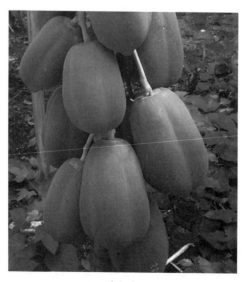

番木瓜

【来　　源】本品为番木瓜科番木瓜的果实。

【别　　名】木瓜、番瓜、万寿果、乳瓜、石瓜、蓬生果、万寿匏、奶匏。

【产　　地】广东、广西、福建、台湾、云南及四川南部广泛栽培。

【性味功用】味甘、酸，性温、平。归脾、胃经。健胃消食，滋补催乳，舒筋通络。用于脾胃虚弱，食欲不振，乳汁缺少，风湿关节疼痛，肢体麻木，胃、十二指肠溃疡疼痛。

【有效成分】含番木瓜碱、木瓜蛋白酶、凝乳酶，还含丰富的糖分、有机酸、蛋白质、脂肪、维生素 A、B 族维生素、维生素 C、维生素 D、维生素 E 等。

【药理作用】番木瓜碱具有抗淋巴性白血病、抗结核杆菌以及抗寄生虫（绦虫、蛔虫、鞭虫、阿米巴原虫）的作用；木瓜蛋白酶能帮助蛋白质消化，木瓜脂肪酶可把脂肪分解为脂肪酸，有利于人体对食物进行消化和吸收。

【用法用量】鲜食或绞汁服用。鲜用适量。干品每日 9～15 克。

【应用注意】番木瓜果实的浆汁及种子有收缩子宫和堕胎作用，孕妇忌服。另外要注意用量，食用过量可能引起中毒。

【常用单验方】

⑴ 胃病、消化不良　取番木瓜生吃、熟食，或用干粉，每次服 5～10 克，每日 2 次。

⑵ 虚热烦闷　取番木瓜 250 克，隔水炖烂服，每日 1 次。

⑶ 婴儿湿疹　用干燥未成熟的番木瓜研细粉，撒于患处，每日 2～3 次。

⑷ 产后缺乳　取未成熟番木瓜 500 克煮烂，食之，每日 1 次，连服 3 日。

⑸ 支气管炎、喉炎　成熟番木瓜 200 克，放碗中，上笼蒸熟食之。

【食疗及药膳】

1. 带鱼木瓜汤

[原料组成] 鲜带鱼 250 克，生番木瓜 200 克。

[制法] 将带鱼洗净切段，生番木瓜去皮、核切条，共水煮，食鱼、瓜。

[功用] 补气血、增乳汁。适用于产后乳汁不足、食欲不振等。

2. 木瓜奶茶饮

[原料组成] 新鲜成熟的木瓜 100 克，鲜牛奶 150 毫升，绿茶叶 3 克，白糖少量。

[制法] 将木瓜切细，加水适量，与白糖、绿茶叶一同煮至木瓜烂熟，再兑入鲜牛奶，即可服用。

[功用] 有助于美容乌发。

热带的美洲土著居民，自古以来一直利用番木瓜的绿叶包裹肉类过夜后再蒸煮，或将叶与肉类共煮，以便使肉类的质地变软。

【贴士】

成熟的番木瓜既可鲜吃，也可制成饮料、糖浆、果胶、冰淇淋、果脯、果干等。因为木瓜蛋白酶有健胃化积、驱虫消肿的功效，所以成熟的番木瓜是一种比较理想的饭后水果。另外，也有人将成熟的番木瓜果肉用作化妆品，如雪花膏、刮脸膏和洗发膏以及药膏的增稠剂。

未成熟番木瓜的乳汁，可提取番木瓜素。番木瓜素是一种制造化妆品的上乘原料，具有美容增白的功效。同时，番木瓜素有很强的分解蛋白质的能力，可制造健胃药、驱虫剂，还可作酒类、果汁的澄清剂和肉类的软化剂。

番木瓜叶有强心、消肿作用；种子可榨油。

番木瓜虽别名木瓜，但是应与中药木瓜相区别。中药木瓜为蔷薇科植物贴梗海棠的干燥近成熟果实，性温，味酸；功效祛风除湿，舒筋活络。

番石榴

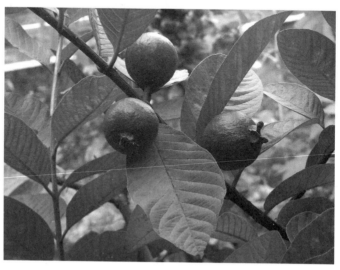

番石榴

岭南药食两用中药

【来　　源】本品为桃金娘科番石榴的果实。

【别　　名】芭乐、鸡矢果、拔子、鸡屎拔。

【产　　地】台湾、广东、广西、福建、江西等省（区）均有栽培。

【性状及选购】浆果卵形、梨形或球形，成熟时淡黄或粉红色，味略酸而有特殊香味。

以个大、饱满、坚实者为佳。

【性味功用】味甘、酸、涩，性平。归大肠经。收敛止泻，消炎止血。叶、果：用于急、慢性肠炎，痢疾，小儿消化不良。鲜叶：外用治疗跌打损伤、外伤出血、臁疮久不愈合。

【有效成分】果肉含有番石榴苷、维生素 C 等。果实中维生素 C 含量特别高，每百克鲜果维生素 C 含量高达 330 多毫克，还有丰富的维生素 A、B 族维生素、矿物质，以及钾、钙、磷、铁等人体必需的微量元素。

【药理作用】果实及叶均具有降血糖作用。

【用法用量】每天 50 ～ 100 克，煎汤服用。

【应用注意】大便秘结者不宜服。

【常用单验方】

⑴ 泄泻、痢疾　番石榴果 2 个，生食，每日 2 次。

⑵ 糖尿病辅助治疗　番石榴鲜果 250 克榨汁，分 2 次于饭前服，也可吃鲜果。无鲜果时可用番石榴干叶，每日 15 ～ 30 克，水煎服，每日 2 ～ 3 次。

⑶ 胃痛、胃酸过多　番石榴果 30 克，焙干研细末，每次 10 克，每日 3 次。

⑷ 皮肤湿疹、瘙痒　番石榴叶适量，煎浓汁涂洗，每日数次。

【食疗及药膳】

1. 番石榴蜜糖水

[原料组成] 番石榴 2 ～ 3 个（去皮），蜜糖少许。

[制法] 将番石榴水煎去渣后冲入蜜糖少许。

[服法] 一天内分 2 ～ 3 次服。

[功用] 调脾胃，收敛止泻。有助于治疗小儿腹泻、粪便稀薄、单纯性消化不良。

2. 番石榴粥

[原料组成] 番石榴 30 克，大米 100 克。

[制法] 把大米洗净，去泥沙；番石榴洗净，去皮，切成薄片。把大米、番石榴片放在锅内，加水约 500 毫升，将锅置于武火上烧沸，再用文火煮 40 分钟左右即成。

[服法] 作早餐用为宜。每次可吃粥 50 克。

[功用] 有助于生津止渴、益气健胃，可作为糖尿病患者应食之主食。

【贴士】

　　番石榴果实除鲜食外，还可加工成果汁、果粉、果酱、浓缩浆、果冻等。

　　番石榴叶也可入药，收敛止泻，消炎止血。可用于急、慢性肠炎，痢疾，小儿消化不良；鲜叶外用治跌打损伤、外伤出血、臁疮久不愈合。

黄皮

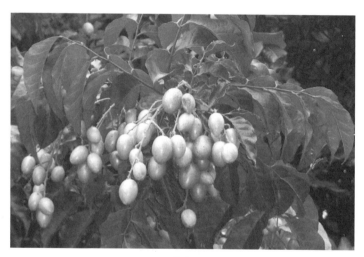

黄皮

【来　　源】本品为芸香科植物黄皮的果实。

【别　　名】黄皮子、黄檀子、黄弹子、金弹子等。

【产　　地】主产于广东、广西、福建、贵州、云南、四川等省（区）。

【性状及选购】本品呈圆形、卵形、鸡心形、椭圆形等，大小也不同，长1.2 ~ 3厘米，宽1 ~ 2厘米，淡黄色至暗黄色，表面密被毛。内藏数枚翠绿色的种子。

　　以皮金黄、新鲜者为佳。

【性味功用】性温，味辛、甘、酸。归肺、胃、大肠经。消食化痰，理气平喘。

【有效成分】含新肉桂酰胺A、新肉桂酰胺B、新肉桂酰胺C、新肉桂酰胺D，以及酚类、多种氨基酸、黄酮苷等。

【药理作用】本品具有提高胃液酸度、刺激胃液分泌、减轻平滑肌痉挛等作用。

【用法用量】煎汤，25 ~ 50 克。

【应用注意】不可多食，否则易动火，发疮疖。

【常用单验方】

(1) 食积不化　黄皮果 30 克，洗净鲜吃；或用果皮 15 克，水煎服，连服 2 次。

(2) 肝胃气痛　生黄皮果晒干，每日 10 个，水煎服。

(3) 喘咳痰稀　黄皮果 15 克，生姜 2 片，水煎服，每天 2 次。

【食疗及药膳】

1. 盐腌黄皮果

[原料组成] 鲜黄皮果 50 克，精盐 10 克。

[制法] 先将鲜黄皮果洗净，以刀切开，放入盘中，加精盐腌制 30 分钟后取出，放入瓦罐中，加清水 200 毫升，以小火慢炖 40 分钟，待温服用。

[服法] 佐餐适量服用。

[功用] 补益心脾，养血安神。适用于失眠惊悸、健忘、心慌气短、多汗等症。

2. 黄皮橘核煎

[原料组成] 黄皮果干品 10 克，鲜橘核 15 克。

[制法] 将黄皮果洗净，与鲜橘核共同放入瓦罐中，加清水 300 毫升，先以大火煮沸，后改小火续煎 20 分钟，滤出果汁，温服。

[服法] 佐餐服用。

[功用] 行气止痛。适用于疝气疼痛的辅助治疗。

3. 生晒黄皮干

[原料组成] 新鲜黄皮果若干。

[制法] 洗净，置太阳下晒干并储存起来。

[服法] 佐餐食用。每日取 10 枚慢慢嚼食。

[功用] 行气解郁，和胃止痛。适用于肝胃气痛、胃脘痞满等病症。

【贴士】

暑天到郊外旅行，备带一些黄皮，口渴或感到头脑闷热不适时即嚼几个黄皮，不但生津、止渴，且有预防中暑的好处。

黄皮除了果有药用价值外，它的叶、根、树皮、果核也有药用价值。

黄皮叶能疏风解表、除痰行气，用于防治感冒、咳嗽、小便不利、气胀腹痛，外用消风肿、治疗癣。

黄皮根、树皮有消肿、利小便的功效。

黄皮叶茶：鲜黄皮叶60克，洗净切碎加水煎20分钟即成。功效：疏风清热，防治流行性感冒。

素来痰多、不时有气不顺者，晚上临睡前，连皮带核嚼食几个黄皮鲜果，可顺痰而安眠，用此法以处理痰疾患者，收辅助治疗之效。

黄皮核用瓷碟载着，放在饭上面蒸软，然后用来嚼食，亦有消痰顺气之效。

附：黄皮核

【别　　名】黄皮果核。

【来　　源】本品为芸香科植物黄皮的干燥种子。

【产　　地】主产于长江以南各省区，西南最多。

【采收加工】夏季果实成熟，收集吃去果肉后废弃的种子，洗净，蒸透，晒干。

【性状及选购】呈略扁卵圆形，长1～1.8厘米，宽5～9毫米，厚3～5毫米。表面光滑，顶部约1/3呈灰黄色，下部2/3呈黄青色。先端略尖并弯向一侧，有长椭圆形种脐；基部钝圆，有合点，种脊略突起。种皮菲薄，皱缩，质脆易脱落。子叶2枚，扁平而肥厚，质坚实，断面黄白色。气微，味苦、涩、微辛。

以种子完整、黄青色者为佳。

【主要成分】酰胺类：N-甲基-N-苯乙基桂皮酰胺，N-甲基-N-(顺式)苯乙烯基桂皮酰胺，N-甲基-N-(反式)苯乙烯基桂皮酰胺和N-甲基桂皮酰胺等；烯萜类：松油烯、β-没药烯等；有机酸酯类：棕榈酸、亚麻酸乙酯、亚油酸乙酯等。

【性味功用】味辛、苦，性微温。归肝、肾、胃经。行气，止痛，散结消胀。用于脘腹胀痛、肝胃气痛，尤多用于疝气痛。

【用法用量】6～10克，水煎服。

【常用单验方】

⑴ 胃痛，腹部痉挛性疼痛　黄皮果核9～15克。水煎服。

⑵ 小儿头上疮疖　黄皮果核，水磨涂。

⑶ 蜈蚣咬伤、黄蜂蜇伤　黄皮核，捣烂敷之。

⑷ 睾丸肿大　芒果核、黄皮核适量，水煎服。

⑸ 肝经湿热型睾丸痛　龙胆草15～25克，芒果核及黄皮核各15克，同加水煎服。

【食疗及药膳】

1.黄皮核汤

[原料组成] 黄皮核适量。

[制法] 洗净，加水煎 40 分钟。

[服法] 去滓，分两次温服。

[功用] 行气消滞，散结镇痛。适用于胃痛、腹痛、疝痛以及妇女经痛。

2.鸡骨草黄皮核瘦肉汤

[原料组成] 鸡骨草 100 克，黄皮核 100 克，红枣 10 枚，陈皮 10 克，瘦猪肉 250 克。

[制法] 煲汤。

[服法] 去滓调味，食肉饮汤。

[功用] 清热解毒，祛湿消滞，散结镇痛。适用于黄疸初起。

金橘

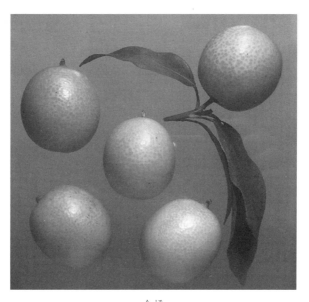

金橘

【来　　源】本品为芸香科植物金橘的果实。

【别　　名】洋奶橘、牛奶橘、金枣、金弹、金柑。

【产　　地】我国南部，广布长江流域及以南各省区。

【性状及选购】果矩圆形或卵形，长约 3 厘米，熟时呈黄色。果皮肉质而厚，平滑，有许多腺点，有香味。

【性味功用】味甘、酸、辛，性微温。入肺、胃、肝经。理气，解郁，化痰，止渴，消食，醒酒。用于治疗胸闷郁结，酒醉口渴、消化不良、食欲不振、咳嗽哮喘等症。

【有效成分】含B族维生素、维生素C、钙、磷、铁、蛋白质、糖类、金橘苷等。

【药理作用】本品有抗炎、改善微循环等作用。

【用法用量】蜜渍，糖腌，生食，泡茶或煎汤。适量服用。

【应用注意】脾弱气虚之人不宜多食，糖尿病人忌食。凡口舌碎痛、齿龈肿痛者忌食。饭前或空腹时亦不宜多吃金橘。

【常用单验方】

⑴ 慢性支气管炎 金橘加冰糖隔水炖服。

⑵ 消化不良 金橘、焦麦芽、焦山楂水煎服。

⑶ 慢性肝炎 金橘与半枝莲熬成浓汁，加糖服用。

⑷ 胃部冷痛 金橘、吴茱萸水煎服。

【食疗及药膳】

1. 金橘萝卜饮

[原料组成] 金橘5个，萝卜半个，蜂蜜适量。

[制法] 先将金橘洗净去籽，捣烂；萝卜洗净，切丝榨汁。将金橘泥、萝卜汁混匀，加入蜂蜜调匀。

[服法] 食用时，以开水冲开即成。

[功用] 顺气和胃。

2. 金橘酒

[原料组成] 金橘200克，低度白酒1000克，蜂蜜50克。

[制法] 先将金橘洗净拍破，浸入酒中，加入蜂蜜，密封后置阴凉通风处，1个月后即成。

[服法] 适量饮用。

[功用] 有助于止咳祛痰。

3. 金橘饼

[原料组成] 金橘500克，白砂糖500克。

[制法] 金橘洗净，去核，压扁，用白砂糖腌渍24小时。放入锅内，煨熬至汁液耗干，装盘待冷，再拌入白砂糖，风干数日，收贮备用。

[服法] 饭前饭后食数枚。

[功用] 有助于润肺化痰，开胃消食。

【贴士】

金橘的特点是果皮和果肉一起食用，80% 的维生素 C 都存于果皮中，果皮对肝脏之解毒功能、眼睛之养护、免疫系统之保健皆颇具功效，而且金橘的果皮比果肉甜。

金橘除鲜食外，也可泡茶饮用或加工成白糖金橘饼、甘草金橘饼、果酱、橘皮酒、金橘汁等。果皮还可提取芳香油。

民间有"吃金橘不知感冒"的说法，寒冬时节吃上一些金橘，对预防感冒及其并发症能发挥良好的效用。

橘

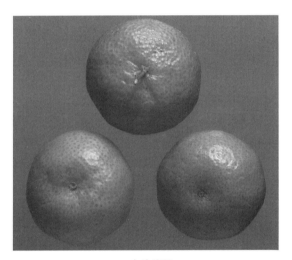

四会沙糖橘

【来　　源】本品为芸香科植物橘及其栽培变种的成熟果实。

【别　　名】黄橘、橘子。

【产　　地】广东、广西、海南、四川、贵州、云南、江苏、江西、台湾、湖北、湖南等地均有栽培。

【性状及选购】果实扁圆形或圆形，直径 5 ～ 7 厘米。表面橙黄色或淡红黄色，果皮疏松，肉瓤极易分离。种子卵形，白黄色。

【性味功用】味甘酸，性凉。入肺、胃经。开胃理气，止渴润肺。用于胸膈结气、呕逆少食、胃阴不足、口中干渴、肺热咳嗽及饮酒过度等。

【有效成分】含黄酮类化合物 60 余种，其中大多数物质均是天然抗氧化剂。

每百克橘子果肉中含蛋白质 0.9 克、脂肪 0.1 克、糖类 12.8 克、粗纤维 0.4 克、钙 56 毫克、磷 15 毫克、铁 0.2 毫克、胡萝卜素 0.55 毫克、维生素 B$_1$ 0.08 毫克、维生素 B$_2$ 0.3 毫克、烟酸 0.3 毫克、维生素 C 34 毫克以及橙皮苷、柠檬酸、苹果酸、枸橼酸等营养物质。

【药理作用】本品可使血压升高、心脏兴奋，抑制胃肠、子宫蠕动，还可降低毛细血管的脆性，减少微血管出血。

【用法用量】内服：适量，做食品；亦可蜜煎、酱菹，或配制成药膳。外用：适量，搽涂。

【应用注意】风寒咳嗽及有痰饮者不宜食。橘子含热量较多，如果一次食用过多，就会"上火"，促发口腔炎、牙周炎等症；过多食用柑橘类水果会引起"橘子病"，出现皮肤变黄等症状。

【常用单验方】

(1) 消化不良、食后饱胀　鲜果 2 只，剥皮食，每日 2 次。

(2) 脾胃气滞、恶心呕吐、胸闷　用本品制成饼，慢慢嚼食，或用本品干皮加生姜、水煎服。

【食疗及药膳】

1. 橘饼银耳羹

[原料组成] 鲜橘 2 个，银耳 10 ~ 15 克，冰糖少许，白糖适量。

[制法] 先将鲜橘用白糖渍制后，压成饼状，烘干备用；取银耳用水发开、洗净。将橘饼、银耳放置锅内，加入清水，先用武火烧开后，改用文火炖煮 3 ~ 5 小时，候银耳烂酥汁稠，加适量白糖即可。

[服法] 佐餐服用。

[功用] 润肺止咳，补虚化痰。

2. 橘子山楂汁

[原料组成] 橘子 250 克，山楂 100 克，白糖少许。

[制法] 橘子去皮，放入榨汁机中榨汁。山楂去核洗净。先将山楂倒入锅内，加水 200 毫升熬烂，过滤取汁，再将橘汁兑入其中，加入少许白糖即可饮用。

[服法] 随量饮用。

[功用] 降压、降脂、扩张冠状动脉，尤其适于老年人或高血压、高脂血症及冠状动脉粥样硬化患者调理。

3. 橘子羹

[原料组成] 橘子 300 克，山楂糕丁 40 克，白糖、糖桂花少许。

[制法] 剥掉橘子皮，去橘络和核，切丁待用；锅内加清水烧热，放入白糖，

待糖水沸时，撇去浮沫；将橘丁放入锅中，撒上糖桂花、山楂糕丁即可出锅。

[服法] 随量服用。

[功用] 开胃助食，润肺止咳，可供肺燥咳嗽、烦热胸闷、食少纳呆及高血压、高脂血症、动脉硬化、心血管病等患者服用。

【趣话】

中国人视橘为吉祥物，以为吉祥嘉瑞。语音上，橘（俗作"桔"）与"吉"的字音相近，以橘喻吉。旧俗新年将金橘盆景置于案头，以之象征吉祥如意，预兆一年顺遂。民间还认为，金橘兆发财，四季橘祝四季平安，朱砂红橘挂在床前，祈"吉星高照"。

古人采用橘叶防治疾病，还衍生了"橘井"典故。晋代葛洪《神仙传》记述，传说汉代苏仙公去世之前对母亲说："明年天下疾疫，庭中井水一升，檐边橘叶一枚，可疗一人。"次年，许多地方果然发生疾疫，患者经上法治疗，结果获愈。后来，"橘井"一词成为良药泛称。

宋·苏东坡在《赠刘景文》中提到："一年好景君须记，最是橙黄橘绿时。"

战国·屈原《橘颂》："后皇嘉树，橘徕服兮。受命不迁，生南国兮。深固难徙，更壹志兮。绿叶素荣，纷其可喜兮。曾枝剡棘，圆果抟兮。青黄杂糅，文章烂兮。精色内白，类任道兮。"

唐·张九龄《咏橘》："江南有丹橘，经冬犹绿林。岂伊地气暖？自有岁寒心。"

唐·孟浩然《庭橘》："明发览群物，万木何阴森。凝霜渐渐水，庭橘似悬金。女伴争攀摘，摘窥碍叶深。并生怜共蒂，相示感同心。"

清·叶申萝《虞美人·四季橘》："南中佳果千头橘，霜后方成实。谁传奇种四时看？一样开花结就满枝丹。"

【贴士】

橘子肉、皮、络、核、叶都是药。

陈年橘子皮，又称陈皮，是一味理气、除燥、利湿、化痰、止咳、健脾、和胃的要药。

刮去白色内层的橘皮表皮称为橘红，具有理肺气、祛痰、止咳的作用。

橘瓤上的筋膜称为橘络，具有通经络、消痰积的作用，可治疗胸闷胁痛、肋间神经痛等症。

橘子核可治疗腰痛、疝气痛等症。

橘叶具有疏肝作用，可治胁痛及乳腺炎初起等症。

附：陈皮

【来　　源】本品为芸香科植物橘及其栽培变种的干燥成熟果皮。药材分为"陈皮"和"广陈皮"。

【别　　名】橘皮。

【性状及选购】陈皮　常剥成数瓣，基部相连，有的呈不规则的片状，厚1～4毫米。外表面橙红色或红棕色，有细皱纹及凹下的点状油室；内表面浅黄白色，粗糙，附黄白色或黄棕色筋络状维管束。质稍硬而脆。气香，味辛、苦。

广陈皮　常3瓣相连，形状整齐，厚度均匀，约1毫米。点状油室较大，对光照视，透明清晰。质较柔软。

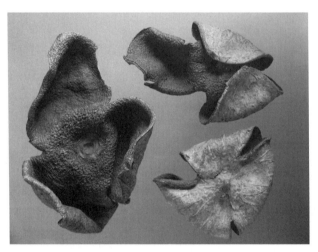

陈皮

【性味功用】味苦、辛，性温。归肺、脾经。理气健脾，燥湿化痰。用于胸脘胀满、食少吐泻、咳嗽痰多。

【有效成分】含挥发油、黄酮苷（如橙皮苷）、肌醇、维生素B_1等。

【药理作用】本品可促进消化液的分泌，排除肠管内积气，轻度收缩血管，迅速升高血压；刺激性被动祛痰，使痰液易咳出、平喘；扩张支气管；收缩肾血管，使尿量减少。还有升压及兴奋心脏、降低胆固醇等类似B族维生素的作用。

【用法用量】水煎服。3～9克。

【应用注意】内有实热、气虚、阴虚燥咳及吐血者慎用。

【常用单验方】

⑴ 多食油腻，腹胀不舒　陈皮100克，开水冲泡，或是加热煎服。

⑵ 小儿风寒咳嗽　葱白5根，淡豆豉5克，陈皮3克，红糖适量。用法：

将葱白、淡豆豉、陈皮用水煎取汁，调入红糖，每日分 2～3 次服用。

(3) 呕吐　陈皮 3 克，白米 1 小碗，水煎，用姜汁冲服。

【食疗及药膳】

1. 黄芪陈皮牛肚汤

[原料组成] 牛肚 500 克，黄芪 60 克，陈皮 6 克，生姜 4 片。

[制法] 牛肚反复搓洗，刮去黑膜，洗净切件，放入开水中脱去膻味；黄芪、陈皮（去白）、生姜（去皮）分别用清水洗净。将以上用料一起放入砂煲内，加清水适量，用武火煮沸后，改用文火煲 2 小时。

[服法] 去渣调味，食肉饮汤。

[功用] 补中益气，升阳举陷。用于胃下垂属于中气不足者，亦用于肾下垂、久泻、久痢、气虚之脱肛、习惯性便秘。

2. 陈皮海带粥

[原料组成] 海带、粳米各 100 克，陈皮 2 片，白糖适量。

[制法] 将海带用温水浸软，换清水漂洗干净，切成碎末；陈皮用清水洗净。将粳米淘洗干净，放入锅内，加水适量，置于火上，煮沸后加入陈皮、海带末，不时地搅动，用小火煮至粥成，加白糖调味即可。

[服法] 佐餐用。

[功用] 补气养血，清热利水，安神健身。

3. 五香橘皮

[原料组成] 橘子皮，食盐，甘草粉。

[制法] 把干净的橘子皮在清水中泡一昼夜，除去蒂、头和霉烂的部分，挤干后放在开水锅里煮沸 30～40 分钟，然后挤去水分沥干，再切成 1 厘米见方的小块，按 500 克湿橘子皮加 20 克食盐的比例再在锅中煮沸 30 分钟，捞出后，趁湿撒上一层甘草粉，每 500 克湿橘子皮用 15 克左右甘草粉，晒干后即可。

[服法] 嚼服或泡茶饮。

[功用] 开胃消食。

【趣话】

陈皮以陈久者为佳，故称陈皮，也称贵老，且以广东新会柑、茶枝柑的柑皮品质最好，处方名广陈皮、新会皮。

据说新会陈皮运往北方各地，过了岭南之后，其味更为芳香。曾有华侨携带新会陈皮乘船出国，船抵太平洋，顿时芳香四溢，无法掩盖。

【贴士】

陈皮是广东三宝（陈皮、老姜及禾秆草）之一，在凉果、食品方面，有陈皮月饼、陈皮酱、陈皮梅、陈皮鸭、陈皮酒，其色、香、味都具特色。制作菜肴若加入陈皮，不但辟去鱼内的膻腥气味，且使菜肴特别可口。制作绿豆沙、红豆粥等甜品，如加入一点陈皮，味道分外芳香。

李子

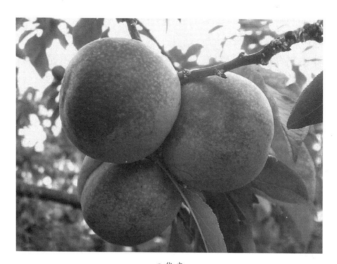

三华李

【来　　源】本品为蔷薇科植物李的果实。

【别　　名】李、李仔。

【产　　地】我国大部分地区均产。李子品种较多，岭南地区的特色产品是"三华李"，其最早在广东翁源县三华镇种植，现信宜、从化、郁南等地均有种植。

【性状及选购】鲜品　呈扁球形，重20～40克，外皮红色或青中带红，披蓝灰粉，并有星星绿点；果肉紫红色，玲珑剔透，肉质爽脆，酸中带甜，肉厚核小，核肉分离。气味芳香。以果大、甜脆、酸甜可口、气味芳香为佳。

药材　类球形或椭圆形，直径约15毫米。表面棕黑色，皱缩，果肉薄而皱缩，质硬，紧贴果核，不易剥离。果核椭圆形，基部略偏斜，不对称，表面可见网状纹理及细圆点状窝孔。气微，味酸、涩。

【性味功用】性平，味甘、酸；入肝、肾经。生津止渴，清肝除热，利水。主治阴虚内热、骨蒸痨热、消渴引饮、肝胆湿热、腹水、小便不利等病症。

【有效成分】含蛋白质、胡萝卜素、核黄素（维生素 B_{12}）等。

【药理作用】本品有促进消化、降压、导泻、镇咳等作用。

【用法用量】内服：生食或捣汁。随量服用。

【应用注意】不可多吃，否则会伤胃肠。

【常用单验方】

(1) 糖尿病 鲜李子（去核）适量，捣烂绞汁冷服，每次 25 毫升，每日 2～3 次。

(2) 扁桃腺炎 李子 5 个，每个切成数片，放大碗中加蜂蜜，10 分钟后可服用。

(3) 胃阴虚、口渴咽干 李子洗净鲜吃，或作果脯含咽。

(4) 咳嗽无痰 李子生食，或加蜂蜜煎膏服，每次 15 毫升，每日 2 次。

【食疗及药膳】

1. 李子鸡汤

[原料组成] 鸡 500 克，李子 150 克，洋葱 70 克，土豆 50 克，姜 3 片，黄酒 7 克，八角茴香半个，盐适量。

[制法] 鸡洗净，用沸水烫去血水，装入汤锅，加入切好的洋葱、土豆块、李子、姜片和八角茴香、清水。旺火煮沸，加入黄酒，开盖继续煮 10 分钟，然后加盖转文火煲 60 分钟，加盐调味。

[服法] 佐餐用。

[功用] 生津利咽。可提高人体的免疫力，缓解感冒的喉咙不适、咳嗽等症状。秋季感冒者适用。

2. 李子羹

[原料组成] 李子 500 克，白糖 100 克，淀粉 20 克。

[制法] 先将李子洗净，去果柄，放入锅内，加水适量，煮开后改小火煮熟，将果捞出，碾碎，过罗。余下来的果皮放回锅里，再煮开，过罗，余下的扔掉。将白糖放在煮李子的水中，烧开后，用淀粉加水调成糊，慢慢倒放，边倒边搅，最后加入李子泥搅匀即成。

[服法] 佐餐用。

[功用] 清肝涤热，生津利水。

【趣话】

"三华李"是广东省翁源县最誉盛名的特色水果，三华镇是三华李的发源地，具有悠久的种植历史。史料记载，三华李种植时间是明朝的嘉靖年间，已有近五百年历史。三华李在芒种、夏至成熟，史有"岭南夏令果王"之称。它的特点是果大、肉厚、无渣、核小、清甜爽口、有香味。

民间谚语:"桃饱人,杏伤人,李子树下抬死人。"言李不可多食。

《乐府诗集·古辞·君子行》:"瓜田不纳履,李下不正冠。"

南朝梁沈约《麦李诗》:"青玉冠西海,碧石弥外区。化为中园实,其下成路衢。在先良足贵,因小邈难逾。色润房陵缥,味夺寒水朱。摘持欲以献,尚食且踟蹰"

西晋傅玄《李赋》:"潜实内结,丰彩外盈,翠质朱变,形随运成。清角奏而微酸起,大宫动而和甘生。"

【贴士】

《本草纲目》记载,李花和于面脂中,有很好的美容作用,可以"去粉滓黑黯","令人面泽",对汗斑、脸生黑斑等有良效。常饮李子酒,可使妇女容颜美丽。

荔枝

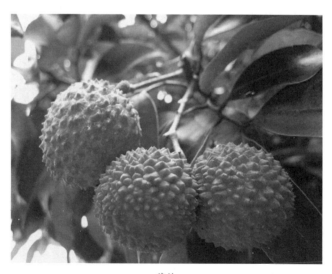

荔枝

【来　　源】本品为无患子科植物荔枝的果实。

【别　　名】大荔、丹荔。

【产　　地】原产于我国南部,主产区主要分布在广东、广西、福建、海南、台湾等省(区),有"岭南佳果"之称。

【性状及选购】果实核果状,近球形,果皮干燥,较薄,有瘤状突起,熟时暗红色。种子黄褐色，假种皮白色肉质，味甜，可食。

新鲜荔枝应该色泽鲜艳，个大均匀，皮薄肉厚，质嫩多汁，味甜，富有香气。可以先在手里轻捏，好荔枝的手感应该发紧而且有弹性。

【性味功用】荔枝味甘、酸，性温，入心、脾、肝经。补脾益肝，理气补血，温中止痛，补心安神。用于久病体虚、烦渴、呃逆、胃痛、外伤出血等。

【有效成分】果肉含多量的葡萄糖及蔗糖、蛋白质、脂肪、维生素 C 和柠檬酸。

【药理作用】本品有增强机体免疫力、降血糖、改善微循环等作用。

【用法用量】生食，煎汤或煮粥食。每次鲜品 100 ~ 200 克，干品 10 ~ 30 克。

【应用注意】糖尿病患者慎用荔枝；荔枝含有单宁、甲醇等，多食容易生内热，患有阴虚所致的咽喉干疼、牙龈肿痛、鼻出血等症者忌用。

【常用单验方】

(1) 虚弱贫血　荔枝干果 7 枚，大枣 7 枚，每日 1 剂，水煎服。

(2) 肾虚五更泄泻　荔枝干果 10 枚（去壳去核），大米（或糯米）100 克，同煮粥，加适量白糖调味食用。每日 1 次。

(3) 小儿遗尿　每日吃荔枝干肉 10 只，常吃可见效。

(4) 脾肾两虚、大便溏稀　干荔枝肉 50 克，山药、莲子各 10 克（捣碎），水煮至软烂时，加入大米 100 克，同煮粥，加适量白糖调味食用，每日 1 次。

(5) 妇女虚弱贫血　荔枝干、大枣各 7 个，水煎服，每日一剂。

【食疗及药膳】

1. 荔枝大枣羹

[原料组成] 新鲜荔枝 100 克，大枣 10 枚，白糖少许。

[制法] 将新鲜荔枝去皮核，切成小块；另将大枣洗净，先放入锅内，加清水烧开后，放入荔枝块、白糖；待糖溶化烧沸，装入汤碗。

[服法] 佐餐用。

[功用] 甘温养血，益人颜色，健脾养心，安神益智。可供气血不足、面色萎黄、失眠健忘等病症者及妇女产后虚弱、贫血者调理。

2. 雪耳糯米荔枝

[原料组成] 荔枝 500 克，干银耳 20 克，糯米、冰糖各 100 克，慈姑 50 克，蜜樱桃 15 个，柠檬酸少许。

[制法] 将干银耳用清水浸泡回软后摘去根蒂，洗净；慈姑切成细粒；把银耳放入锅中，加入清水，用小火煮约 30 分钟，再加入冰糖、柠檬酸，煮至冰糖溶化时，晾凉待用；糯米淘洗干净，加水上笼蒸熟，取出与慈姑拌匀，然后分别

酿入各个荔枝内；将荔枝放入盆中，开口向上，再上笼蒸约 10 分钟，取出放入冰箱冻凉后翻入盘中；将银耳舀在周围，蜜樱桃放在荔枝的间隙中即成。

[服法] 佐餐用。

[功用] 养胃生津，健脾消食。适用于胃燥津伤，口干口渴，大便干结，食欲不振等。

3. 荔枝莲子粥

[原料组成] 荔枝干 7 枚，莲子（去芯）5 枚，粳米 60 克。

[制法] 先将荔枝干去外壳，莲子洗净，与粳米同入锅内，加水煮成稀粥。

[服法] 佐餐用。

[功用] 健脾止泻。适用于脾虚久泻、老人肾虚五更泻者。

4. 荔枝海带汤

[原料组成] 干荔枝果 7 枚，海带 30 克，黄酒少许。

[制法] 将干荔枝果去外壳；海带水发后洗净，切片；锅内加清水，放入荔枝干、海带片，煮沸后用小火炖至海带软烂，加入黄酒少许，烧沸后即可。

[服法] 佐餐用。

[功用] 软坚散结。适用于瘰疬（淋巴结核）、疝气等。

【趣话】

宋·苏轼《食荔枝》："罗浮山下四时春，卢橘杨梅次第新。日啖荔枝三百颗，不辞长作岭南人。"

宋·欧阳修《浪淘沙》："五岭麦秋残，荔子初丹。绛纱囊里水晶丸。可惜天教生处远，不近长安。往事忆开元，妃子偏怜，一从魂散马嵬关，只有红尘无驿使，满眼骊山。"

【贴士】

我国荔枝品种品系有 140 个以上。其中广东有 70 多个品种品系，商品性生产的品种近 27 个。广西的商品品种除怀枝、香荔、大造、乌叶外尚有糯米糍、尚书怀、糖驳、鸡嘴荔、江口荔、尖叶荔枝、章逻荔和四两果等品种。

桂味：果实为球形，中等大小，浅红色，壳薄脆，表皮龟裂片锋尖锐刺手，有桂花香。

糯米糍：果实为扁心形，个头大，鲜红色，表面片峰平滑，果肩一边显著隆起，肉厚核小。

妃子笑：果实较大，平均单果重 30 克，果肉细嫩多汁。

黑叶：果实呈卵圆形或歪心形，中等大小，色暗红，壳薄，表面的龟裂片平钝，而且大小均匀，排列规则，裂纹和缝合线明显，果核较大。

白蜡：果实为心形，中等大小，果皮淡红带黄腊色，厚且脆，龟裂片平滑，果肉质软滑，味甜，多汁。

增城挂绿：产于广东增城市，因外壳四分微绿六分红，每个都有一圈绿线而名。据《广东新语》说，挂绿"爽脆如梨，浆液不见，去壳怀之，三日不变。"传说八仙中的何仙姑是增城小楼桂村人，挂绿荔枝是由其飘落的丝带幻化而成。

清代，挂绿为宫廷贡品供皇帝品尝，明末清初屈大均《广州荔支词》咏到："端阳是处子离离，火齐如山入市时。一树增城名挂绿，冰融雪沃少人知。"

清诗人李凤修咏到："南州荔枝无处无，增城挂绿贵如珠。兼金欲购不易得，五月尚未登盘盂。"

清代文学家朱彝尊慕名入粤观赏，赞之："南粤荔枝，向无定论，以予论之，粤中所产挂绿，斯其最矣。"

据闻乾隆年间，增城人因为不堪每年纳贡之扰，把百棵挂绿砍掉，只存一棵母树，现仍存在增城荔枝镇挂绿园，称"西圆挂绿"。西圆挂绿每年仍有结果，2001年便有一颗西圆挂绿荔枝在拍卖会中创下"最贵水果"的世界纪录。

荔枝除鲜食外，还可加工成荔枝干、糖水荔枝罐头、荔枝汁、速冻荔枝、荔枝酒等。荔枝花量多，花期长，泌蜜量大，是良好的蜜源果树。

榴莲

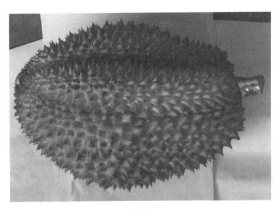

榴莲

【来　　源】本品为木棉科榴莲的果实。

【别　　名】韶子、麝香猫果等。

【产　　地】东印度和马来西亚是榴莲的原产地，我国台湾、广东、云南有少量引进栽培。

【性状及选购】果实大，卵形、球形成椭圆形，外面具圆锥状的尖刺，室背开裂，果片 3～5，最后完全展开，无绵毛，每室有种子 1 至多数；假种皮厚，肉质，几乎完全包着种子，有胚乳。

凡锥形刺粗大而疏者，一般都发育良好，果粒多，果肉厚而细腻；如刺尖细而密，则果粒少，果肉薄而肉质粗。

【性味功用】性温，味甘、酸。归肺、肝、肾经润肺定喘，生津止渴，健脾补气，补肾壮阳。

【有效成分】含淀粉 11%、糖类 13%、蛋白质 3%，还有多种维生素、脂肪、钙、铁和磷等。其主要香气成分为 3-羟基-2-丁酮及一些 $C_4～C_8$ 的酯类。3-羟基-2-丁酮是一种能产生令人愉快气味的化合物，在榴莲的香气成分中起着重要作用。

【药理作用】本品对半乳糖致肝损伤具有保护作用。

【用法用量】生食，或煎服，或做成糕点等熟食。每天食用不超过 100 克。

【应用注意】肥胖人士、糖尿病患者宜少吃。

【常用单验方】

胃痛　取适量的榴莲肉，与鸡共炖，熟后喝汤。

【食疗及药膳】

1. 榴莲芯煲鲫鱼

[原料组成] 榴莲芯 5～6 个（约 400 克），鲫鱼 1～2 条（约 400 克），生姜 3 片，少许生油，食盐适量。

[制法] 榴莲芯洗净；鲫鱼宰洗净，慢火煎至两边微黄，然后一起与生姜片放进瓦煲内，加入清水 2500 毫升（约 10 碗水量），武火煲沸后改为文火煲至 2 小时；调入适量的食盐和少许生油便可。

[服法] 吃鱼喝汤，佐餐用。

[功用] 健脾利湿，和中开胃，活血通络，温中下气。

2. 榴莲椰奶蛋糕

[原料组成] 榴莲 120 克，牛油 120 克，糖 200 克，食盐 2 克，鸡蛋 2 个，鲜奶 90 克，椰奶 60 克，面粉 300 克，泡打粉 6 克。

[制法] 将榴莲制成榴莲茸；牛油放软后加糖、食盐打发，分次加入鸡蛋拌匀；加入鲜奶、椰奶拌匀（和面粉要轮流加入）；加入榴莲茸，筛入面粉、泡打粉

搅拌 1 分钟，倒入纸杯模至 7 分满，180℃烤 20 分钟左右，或直至蛋糕表面呈金黄色。

［服法］佐餐用。

［功用］滋阴补阳开胃。

3. 榴莲酥

［原料组成］水皮料：面粉 500 克，鸡蛋 1 只，糖 50 克，猪油 25 克，水 150 克；油心料：牛油 300 克，猪油 500 克，面粉 400 克；馅料：榴莲 50 克。蜜糖、芝麻各少许。

［制法］将水皮料与油心料分别和成水皮、酥心，然后再制成酥皮；将酥皮用擀棍擀开，用印模印出圆形皮；在圆形皮上放上榴莲馅，上面再放上一块酥皮；按捏住两块皮的边缘，使两块皮粘在一起，然后排放在烤盘中入炉，用上火 220℃、下火 200℃的炉温烘 10 分钟，出炉扫上蜜糖，撒上芝麻即可。

［服法］佐餐用。

［功用］滋阴补阳开胃。

【趣话】

泰国流行"典纱笼，买榴莲，榴莲红，衣箱空"以及"当了老婆吃榴莲"的俗语，说明泰国人喜爱榴莲的程度。

据说明朝郑和率船队三下南洋，由于出海时间太长，许多船员都归心似箭，有一天，郑和在岸上发现一堆奇果，他拾得数个同大伙一起品尝，岂料多数船员称赞不已，竟把思家的念头一时淡化了，有人问郑和："这种果叫什么名字？"他随口答道："流连。"以后人们将它转化为"榴莲"。

【贴士】

榴莲属热性水果，吃过榴莲后不宜喝酒。

榴莲全身都是宝，果核可煮或烤着吃，味道像煮得半熟的甜薯，煮榴莲的水能治疗皮肤敏感性的疮痒。榴莲壳与其他化学物可合成肥皂，还能用作皮肤病药材。

如果榴莲吃多了，可吃几只山竹，还可以多喝开水帮助消化。

芒果

【来　　源】本品为漆树科植物芒果的果实。

【别　　名】杧果。

【产　　地】广东、广西、云南、海南、福建、台湾等。

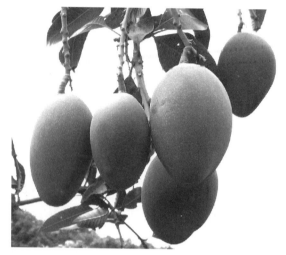

芒果原植物

【性状及选购】芒果果实呈肾形，主要品种有土芒果与外来的芒果。未成熟前土芒果的果皮呈绿色，外来种呈暗紫色；土芒果成熟时果皮颜色不变，外来的芒果则变成橘黄色或红色。芒果果肉多汁，味道香甜，土芒果种子大、纤维多，外来种不带纤维。

以果大、肉嫩者为佳。

【性味功效】性凉，味甘酸。入肺、脾、胃经。清热，解渴，生津。

【药理作用】本品有抗脂质过氧化和保护脑神经元、抗菌消炎、防癌抗癌、祛痰止渴、降低胆固醇和甘油三酯等作用。

【用法用量】生食，或水煎服。每次 1 ~ 2 个。

【使用注意】饱饭后不可食用芒果，且不可与大蒜等辛辣食品同食。糖尿病患者应忌食芒果。

【常用单验方】

⑴ 气逆呕吐 芒果一个，生食；或芒果片 30 克，生姜 5 片，水煎服，每日 2 ~ 3 次。

⑵ 经闭 芒果一个，生食；或芒果片 20 克，桃仁 9 克，红花 9 克，赤芍 9 克，熟地 30 克，煎服，每日 1 剂。

⑶ 皮炎、湿疹 取芒果皮 150 克，加水煎汤洗患处。

⑷ 慢性咽喉炎、咽燥、音哑 芒果适量，煎水代茶，频饮。

【食疗及药膳】

1. 芒果陈皮瘦肉汤

[原料组成] 成熟的芒果 2 ~ 3 个，陈皮 2 克，精肉 150 克。

[制法] 芒果洗净,切开晒干,与陈皮、精肉共置砂锅中,慢火煲汤,煲 3 小时后取食。

[服法] 分 2 ～ 3 次服完。

[功用] 清肺化痰,解毒散邪,排脓。用作肺脓疡患者的辅助食疗,有良效。

2. 芒果茶

[原料组成] 芒果 50 克,白糖 25 克,绿茶 1 克。

[制法] 将芒果去核留皮肉,加水 400 毫升煮沸 3 分钟,加入绿茶与白糖即可。

[服法] 随量饮用。

[功用] 清热生津,润肺。用于咳嗽痰多者。

【趣话】

芒果素有"热带果王"之称,在海南各地均有栽培,果实肥大,最大的每个重达 2.6 千克,肉汁香甜、芬芳四溢。芒果树的寿命长达五百年,结果年龄达百年以上,是果树中寿命较长的一种。芒果每年一期开花结果,六月成熟;也有秋芒,在九至十月才是收获的好季节。

【贴士】

芒果叶有抑制化脓性球菌、大肠杆菌的作用,亦可预防结肠癌,还具有抑制流感病毒的作用。《陆川本草》:"行气疏滞,去瘀积。治热滞腹痛,气胀。并洗烂疮。"《南宁市药物志》:"治小儿疳积,消渴。"鲜芒果叶煎水洗患处,可治湿疹瘙痒。

芒果皮也可入药,为利尿、泻下剂。

芒果核具清热作用,以芒果核煎水一大碗,入茶饮用,就有退热之效;芒果核还可以治疗疝气和食滞。

芒果汁能增加胃肠蠕动,使粪便在结肠内停留时间缩短,因此食芒果对防治结肠癌很有裨益。

芒果中维生素 C 的含量高于一般水果,并能降低胆固醇、甘油三酯,常食芒果可以不断补充体内维生素 C 的消耗,并有利于防治心血管疾病。

柠檬

【来　　源】本品为芸香科植物柠檬的果实。

【别　　名】柠果、洋柠檬、益母果。

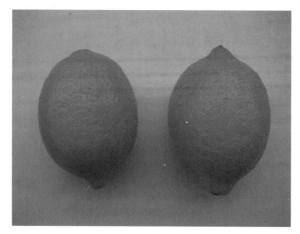

柠檬

【产　　地】台湾、福建、广东、广西等地。

【性状及选购】果黄色有光泽，椭圆形或倒卵形，顶部有乳头状突起，油胞大而明显凹入；皮不易剥离，味酸；瓤瓣 8 ～ 12，不易分离。种子卵圆形，多为单胚。

优质柠檬个头中等，果形椭圆，两端均突起而稍尖，似橄榄球状，成熟者皮色鲜黄，具有浓郁的香气。

【性味功用】味酸甘，性平，入肝、胃经。清热解暑，生津止渴，和胃安胎。用于支气管炎、百日咳、食欲不振、咽痛口干、高血压等。

【有效成分】含糖类、钙、磷、铁、维生素 B_1、维生素 B_2、维生素 C、烟酸、柠檬酸、苹果酸、奎宁酸、橙皮苷、柚皮苷、香豆精类、挥发油等。

【药理作用】本品有抗炎、提高视力、抗癌等作用。

【用法用量】生食，绞汁，水煎汤，腌制。每次 100 ～ 200 克。

【应用注意】胃溃疡、胃酸分泌过多、患有龋齿者和糖尿病患者慎食。

【常用单验方】

⑴ 高血压、咽痛口干　柠檬 1 个，荸荠 10 只，水煎服，每日 1 次。

⑵ 痰热咳嗽　柠檬 100 克，桔梗 12 克，胖大海 10 枚，甘草 9 克，水煎服，每日 1 ～ 3 次。

⑶ 暑热烦渴、胃热口渴　柠檬 150 克绞汁饮，或与甘蔗同用。每日 2 ～ 3 次。

⑷ 口干消渴、妊娠食少、呕吐　鲜柠檬 500 克去皮、核，切块后放在砂锅中加白糖 250 克腌渍 1 天，待糖浸透，以文火熬至汁液耗干，待冷拌入白糖少许，装瓶备用。

【食疗及药膳】

柠檬马蹄汤

[原料组成] 新鲜柠檬 1 个，马蹄（荸荠）5 个。

[制法] 新鲜柠檬带皮切片，马蹄（荸荠）削皮，共同煮汤。

[服法] 每日饮用 1 次。

[功用] 预防心血管病。

【贴士】

1. 柠檬的几种用途

（1）鲜柠檬直接饮用　将柠檬鲜果洗净，横切成 2 毫米厚的片，去种子后直接放入杯中沏凉开水，加入适量冰糖即可饮用。

（2）制糖渍柠檬　将柠檬洗净，切片、去籽后，按 1 千克柠檬片 2～3 千克砂糖的比例，采用一层砂柠檬一层砂糖的方法装入瓷罐或瓶中封严，一周后即可饮用。

（3）柠檬用于烹饪　烹饪有膻腥味的食品，可将柠檬鲜片或柠檬汁在起锅前放入锅中，可去腥除腻。

（4）柠檬除臭保鲜　将 1～1.5 千克柠檬鲜果裸置于冰箱或居室内，对清除冰箱或居室中异味可起较好的作用。

2. 柠檬的美容用法

（1）洁肤增白　将 1 只鲜柠檬洗净去皮切片，放入一只广口瓶内，加入白酒浸没柠檬，浸泡 1 夜。次日用消毒脱脂棉蘸浸泡酒液涂面，15 分钟后用温水洗净。

（2）舒缓皱纹　取新鲜鸡蛋清，加入柠檬汁，用面粉调成浓糊状，擦于面部 15 分钟后用清水洗净。

（3）养颜　将适量黄瓜汁、柠檬汁、酒精混合，加入蛋白搅匀，擦在脸上，15 分钟后洗掉。

枇杷

【来　　源】本品为蔷薇科植物枇杷的果实。

【别　　名】蜡兄、金丸、卢橘、芦枝。

【产　　地】陕西、甘肃、江苏、福建等省（区）。

【性状及选购】浆果状梨果，圆形或近圆形黄色或橙黄色；核数颗，圆形或扁圆形，棕褐色。

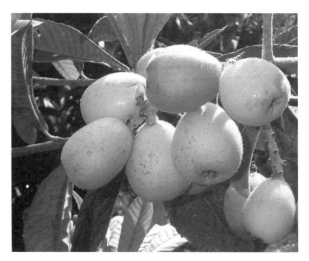
枇杷

选购枇杷时，以果皮附有茸毛、颜色橙黄、果实呈现倒长卵形者为佳。

【性味功用】性凉，味甘酸。归肺、胃经。润肺止咳，止渴，和胃。用于咽干烦渴、咳嗽吐血、呃逆等症。

【有效成分】果肉含糖类、苹果酸、柠檬酸、鞣质、胡萝卜素、维生素 A、B族维生素、维生素 C。果核仁含苦杏仁苷、脂肪油。

【药理作用】本品有化痰、止咳、抗菌等作用。

【用法用量】生食，绞汁，水煎汤。每次 100 ~ 250 克。

【应用注意】果核仁中含有苦杏仁苷，有毒，脾虚泄泻者、糖尿病患者要忌食。

【常用单验方】

⑴ 扁桃体发炎　鲜枇杷 50 克，洗净去皮，加冰糖 5 克，熬半小时后服用。

⑵ 肺燥咳嗽　每次吃鲜枇杷果肉 5 枚，每日 2 次。

【食疗及药膳】

1. 枇杷膏

[原料组成] 枇杷肉 500 克，冰糖 600 克。

[制法] 将冰糖入沸水中煮熬至化，加入枇杷肉继续煮至浓稠的膏状即成。

[服法] 佐餐用。

[功用] 清肺润燥，止咳和胃。

2. 枇杷薏苡仁粥

[原料组成] 枇杷 10 个，薏苡仁 30 克，粳米 50 克，白糖 100 克。

[制法] 将枇杷洗净，撕去外皮，切成两半，除去果核；粳米、薏苡仁淘洗干

岭南药食两用中药

净，放入砂锅，加入清水，用旺火煮沸后加入枇杷，改用小火煮至粥稠，加入白糖拌匀即成。

[服法] 佐餐用。

[功用] 清凉润肺，生津止渴。

【趣话】

明代沈周诗赞枇杷："谁铸黄金三百丸，弹胎微湿露渍渍。从今抵鹊何消玉，更有锡浆沁齿寒"。

南宋杨万里写枇杷诗道："大叶耸长耳，一梢堪满盘。荔支分与核，金橘却无酸。雨压低枝重，浆流水齿寒。长卿今尚在，莫遣作园官。"

枇杷因果实形似琵琶而得名。枇杷清香鲜甜，略带酸味，与樱桃、梅子并称为"果中三友"。

【贴士】

枇杷种子可酿酒；木材质坚韧，供制木梳、木棒等用材；叶和果实入药，有清热、润肺、止咳化痰等功效；又蒸制其叶取露，取名"枇杷叶露"，有清热、解暑热、和胃等作用；又为极好的蜜源植物，在蜂蜜中，"枇杷蜜"质优。

无花果

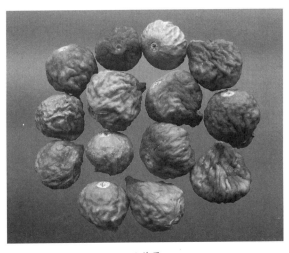

无花果

【来　　源】本品为桑科植物无花果的干燥花托。

43

【别　　名】优昙果、蜜果、明目果、映日果、奶浆果、隐花果。

【产　　地】主产于广东，中南部各省亦有栽培。

【性状及选购】聚花果圆锥形或类球形，长约2厘米，直径1.5～2.5厘米。表面淡黄棕色或棕黑色，有波状弯曲的纵棱线，上端稍平截，中央有圆形突起，基部较狭，连有果序柄及残序苞片。质硬，味甜。

【性味功用】性平，味甘。入肺、脾、胃经。健脾，止泻，通乳。用于食欲减退、腹泻、乳汁不足。

【有效成分】含柠檬酸、延胡索酸、琥珀酸、苹果酸、丙乙酸、草酸、奎宁酸、脂肪酶、蛋白酶以及人体必需的多种氨基酸等。

【药理作用】本品有降血脂、降血压、防癌抗癌等作用。

【用法用量】鲜果每次1个（约50克）。果干每次3个（约30克）。

【应用注意】脑血管意外（中风）、脂肪肝、正常血钾性周期性麻痹等患者不宜食用；大便溏薄者不宜生食。

【常用单验方】

⑴ 咽喉刺痛　果实成熟时摘取鲜果，晒干，研成细末，吹喉用。

⑵ 久泻不止　无花果5～7枚，水煎，连汁带果同服。

⑶ 哮喘发作　将无花果鲜品捣取汁约半杯，用开水冲兑服下，每日1次，连服数日。

⑷ 消化不良，食欲不振　将无花果焙干，切成小粒，炒至焦黄，加入适量白糖，用白开水冲泡，代茶饮用。

【食疗及药膳】

1. 无花果烧鲫鱼

[原料组成] 无花果30克（鲜品），鲫鱼1尾（300克），料酒10克，醋50克，酱油5克，姜5克，葱10克，盐3克，鸡精2克，芹菜50克，白糖5克，素油35克。

[制法] 将无花果洗净，一切两半；鲫鱼去鳞、鳃及肠杂；姜切片，葱切段；芹菜洗净，切段。将炒锅置武火上烧热，加入素油，烧六成热时，下入姜片、葱段爆香，再下入鲫鱼、料酒，将鲫鱼两面煎黄，再下入酱油、白糖、醋、盐、鸡精、无花果、芹菜段，烧蒸装盘即成。

[服法] 佐餐用。

[功用] 益胃通乳，消肿解毒。可用于脾胃虚弱、无名肿毒、咽喉肿痛、痔疮、乳结、便秘、肠炎、痢疾等。

2. 无花果炖鸡肉

[原料组成] 无花果30克，鸡肉300克，料酒10克，姜5克，葱10克，盐35克，鸡精3克，鸡油2克。

[制法] 将无花果洗净，一切两半；鸡肉洗净，切成 3 厘米见方的块；姜切片，葱切段。将无花果、鸡肉块、料酒、姜片、葱段同放炖锅内，加水 800 毫升，置武火上烧沸，再用文火炖煮 30 分钟，加入盐、鸡精、鸡油即成。

[服法] 佐餐用。

[功用] 益胃消肿，滋补气血。可用于脾胃虚弱、气血两亏、无名肿毒、痔疮、乳汁不通等。

3. 无花果猪瘦肉炖鲜藕

[原料组成] 无花果30克，猪瘦肉300克，鲜藕300克，料酒10克，姜5克，葱 15 克，盐 3 克，鸡精 2 克，鸡油 25 克。

[制法] 将无花果洗净，一切两半；猪瘦肉洗净，切成 3 厘米见方的块；姜切片，鲜藕、葱切段。将无花果、猪瘦肉块、姜片、葱段、料酒同放炖锅内，加水 1200 毫升，置武火烧沸，再用文火炖煮 35 分钟，加入盐、鸡精、鸡油即成。

[服法] 佐餐用。

[功用] 健胃，通乳，解毒，生肌。可用于脾胃虚弱、乳汁不通、无名肿毒、肌肤不润等。

4. 无花果木耳红枣煲瘦肉

[原料组成] 猪瘦肉250克，无花果60克，大枣5枚，黑木耳15克，葱、姜、椒、盐、味精、猪脂各适量。

[制法] 将猪瘦肉洗净、切片；大枣去核；黑木耳发开洗净，与无花果等同放锅中，加清水适量煮沸后，调入葱、姜、椒、盐、猪脂等，待熟后，味精调服。

[服法] 佐餐用。

[功用] 益气养血。适用于痔疮下垂、便血量少色淡等。

【趣话】

古罗马时代有一株神圣的无花果树，因为它曾庇护过罗马创立者罗慕路斯王子，躲过了凶残的妖婆和啄木鸟的追赶，这株无花果后来被命名为"守护之神"。在地中海沿岸国家的古老传说中，无花果被称为"圣果"，作为祭祀用果品。

【贴士】

无花果除鲜食、药用外，还可加工制果干、果脯、果酱、果汁、果茶、果酒、饮料、罐头等。

无花果的叶、根也可入药用。将无花果叶煎成汤，频频熏洗，可治疗痔疮疼痛。将无花果叶煎水局部熏洗，可治疗疮疡肿毒。将无花果根去粗皮，打碎，用开水泡服，可治疗咽喉干痒。

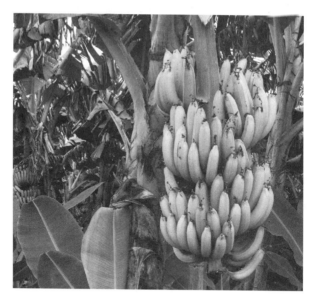

香蕉原植物

【来　　源】本品为芭蕉科植物香蕉的果实。

【别　　名】弓蕉、香牙蕉、甘蕉等。

【产　　地】台湾、广东、广西、福建、四川、云南、贵州等均有栽培，以台湾、广东最多。

【性状及选购】果为肉质浆果，长圆形，长 15 ~ 25 厘米，果身稍弯；果柄短，长 1 ~ 1.5 厘米；果皮未成熟时果皮青绿色，催熟后为黄色，革质不开裂。果肉甜、滑，香味浓郁。

我国栽培的有甘蕉、粉蕉两个品种。甘蕉果形短而稍圆，粉蕉果形小而微弯。其果肉香甜，除供生食外，还可制作多种加工品。

优质香蕉果皮呈鲜黄或青黄色，梳柄完整，无缺只和脱落现象，一般每千克在 25 个以下；单只香蕉体弯曲，果实丰满、肥壮、色泽新鲜、光亮，果面光滑，无病斑、无虫疤、无霉菌、无创伤，果实易剥离，果肉稍硬。

【性味功用】味甘、涩，性寒，入肺、大肠经。清热，生津止渴，润肺滑肠。主治温热病、口烦渴、大便秘结、痔疮出血等病症。

【有效成分】富含糖类及人体所需要的钙、磷和铁等矿物质。

【药理作用】本品有通便、降血压、降血脂等作用。

【用法用量】生食，或炖熟食。每次 1 ~ 2 个。

【应用注意】脾胃虚寒、便溏腹泻者不宜多食、生食，急慢性肾炎及肾功能不全者忌食。

【常用单验方】

(1) 痔疮、便血　连皮炖食。

(2) 便秘　熟透鲜果 1 ～ 2 个，剥去外皮吃，每天睡前及起床后各 1 次。

(3) 咳嗽日久　香蕉两条，冰糖煮食，每日一两次，连食数日。

(4) 高血压　香蕉 1 ～ 2 个（去皮切段），加冰糖和水适量，蒸熟食用。每日 1 ～ 2 次，连服数日。

【食疗及药膳】

1. 香蕉粥

[原料组成] 新鲜香蕉 250 克，冰糖、粳米各 100 克。

[制法] 将新鲜香蕉去皮，切成丁状；粳米淘洗干净，以清水浸泡 120 分钟后捞出沥干。将锅放火上，倒入 1000 毫升清水，加入粳米，用旺火煮沸，再加入香蕉丁、冰糖，改用小火熬 30 分钟即成。

[服法] 佐餐用。

[功用] 养胃止渴、滑肠通便、润肺止咳。适宜津伤烦渴、肠燥便秘、痔疮出血、咳嗽日久及习惯性便秘、高血压、动脉硬化等患者食用。

2. 香蕉橘子汁

[原料组成] 新鲜香蕉、橘子各 100 克，蜂蜜 30 毫升。

[制法] 将新鲜香蕉去皮并捣烂成泥，橘子洗净捣烂取汁；将橘子汁混入香蕉泥中，再加入蜂蜜并调匀即可饮用。

[服法] 每日 2 次，连服数日。

[功用] 清热解毒、润肠通便、止咳化痰。

3. 油炸香蕉夹

[原料组成] 香蕉 1000 克，花生油 1000 毫升，豆沙馅 125 克，鸡蛋清 150 毫升，白糖 150 克，京糕 100 克。

[制法] 将香蕉去皮，切成长方形片，京糕碾成泥备用；香蕉片铺平，用京糕泥抹匀香蕉片的三分之一，并在上面盖 1 片香蕉片，抹上 1 层豆沙馅，再盖上 1 层香蕉片，然后用手将其轻轻压实，即成香蕉夹；鸡蛋清放入碗内，用筷子沿一个方向不断搅动成泡沫状，再加入淀粉拌成蛋清糊。将锅置火上，加入花生油，烧至六成热后，把香蕉夹放入蛋清糊中挂糊，投入锅中，炸成金黄色捞出，摆入盘内，撒上白糖即成。

[服法] 佐餐用。

[功用] 健脾胃，润肠燥。适宜脾胃虚弱、饮食减少、肠燥便秘、痔疮出血等患者食用。高血压、动脉硬化症患者食用亦有较好的辅助治疗作用。

香蕉是人们喜爱的水果之一，欧洲人因其能解除忧郁而称它为"快乐水果"，而且香蕉还是女孩子们钟爱的减肥佳果。

香蕉受冻，或者皮被碰伤、碰破时，常常会出现黑色的斑点，这是因为香蕉表皮细胞中含有一种氧化酵素，受冻、碰伤后氧化酵素与空气中氧气发生氧化作用，会生成一种黑色复产物。

【贴士】

香蕉营养丰富，鲜果肉质软滑、香甜可口，可作粮食、蔬菜，还可加工成淀粉、罐头、果酱、果泥、蕉干、炸蕉片、果酒等。

蕉秆可制纸、绳，茎、叶、果皮作牲畜饲料及肥料，乳汁可作染色剂。

香蕉面霜：取香蕉 1 根，牛奶 2 勺，浓茶 2 勺。先将香蕉捣烂，分别加入牛奶和浓茶慢慢将混合物调匀至糊状。用时先用清水清洁脸部，然后把香蕉糊涂在脸上，待 10 ~ 15 分钟后，用温水洗净。

杨梅

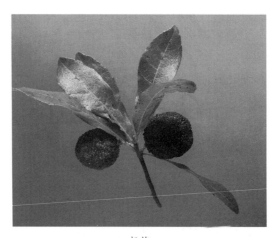

杨梅

【来　　源】本品为杨梅科植物杨梅的果实。

【别　　名】树梅、珠红等。

【产　　地】云南、贵州、浙江、江苏、福建、广东、湖南、广西、江西、四川、安徽、台湾等省（区）。

【性状及选购】核果球形，直径 10 ~ 15 毫米，有小疣状突起，熟时深红色、紫红色，味甜酸。

【性味功用】性温，味甘酸；入肺、脾、胃经。生津解渴，和胃止呕，运脾消食。用于烦渴、吐泻、脘腹胀满、疼痛、食积不化等病症。

【有效成分】含纤维素、矿质元素、维生素和一定量的蛋白质、脂肪、果胶等。

【药理作用】本品有助消化、提高机体免疫力、抑菌止痢等作用。

【用法用量】鲜食或绞汁用。每次 50 ~ 200 克。

【应用注意】多食杨梅会有周身发热、多痰等上火反应。

【常用单验方】

(1) 痧气腹痛，吐泻　杨梅酒半杯，或吃酒浸杨梅 2 ~ 3 个 (杨梅酒的制法：鲜杨梅若干，浸入高粱烧酒，以浸没杨梅为度，密封备用)。

(2) 胃气不和，呕哕，或饮食不消　杨梅用食盐、白糖适量，腌制备用。每次嚼服 2 ~ 3 个。

【食疗及药膳】

1. 杨梅糕

[原料组成] 杨梅 20 枚，面粉 50 克，鲜牛奶 250 毫升，白糖 50 克，鸡蛋 4 枚，熟猪油 200 克。

[制法] 杨梅用淡盐水洗净，榨取杨梅汁。取容器一个，倒入面粉、白糖、鲜牛奶，打入鸡蛋，再加入熟猪油、杨梅汁及适量清水，搅拌均匀，制成稀稠适中的糊状物；容器上笼，蒸约 45 分钟至熟透后取出，放凉后切块，再放入电烤炉，烤至金黄色时取出，装盘即成。

[服法] 佐餐用。

[功用] 生津止渴，开胃消食，通利肠腑。适用于津伤烦渴、食欲不振、消化不良、肠腑积滞及久病体虚等。

2. 腌杨梅

[原料组成] 杨梅若干，食盐适量。

[制法] 杨梅洗净后，用食盐腌制备用，越久越好。

[服法] 用时取数颗泡开水服。

[功用] 理气消积，除胀。适用于食积不化、胃肠胀满等。

【趣话】

唐·李白《梁园吟》："玉盘杨梅为君设，吴盐如花皎白雪。持盐把酒但饮之，莫学夷齐事高洁。"

宋·杨万里《七字谢绍兴帅丘宗卿惠杨梅二首》："梅出稽山世少双，情知风味胜他杨。玉肌半醉红生晕，墨晕微深染紫裳。火齐堆盘珠径寸，醽泉绕齿柏为浆。故人解寄吾家米，未变蓬莱阁下香。"

【贴士】

杨梅果实除鲜食外，还可加工成糖水杨梅罐头、果酱、蜜饯、果汁、果干、果酒等食品，其产品附加值成倍提高。

杨梅果实、核、根、皮均可入药。果核可治脚气，根可止血理气；树皮泡酒可治跌打损伤、红肿疼痛等。

阳桃

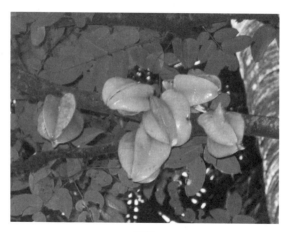

阳桃

【来　　源】本品为酢浆草科植物阳桃的果实。

【别　　名】三稔子、杨桃、洋桃、五敛子等。因横切面如五角星，故国外又称之为"星梨"。

【产　　地】产于广东、广西、海南、台湾等省（区）。

【性状及选购】本品有甜阳桃、酸阳桃两类。卵形或椭圆形，长 5 ~ 8 厘米，单果重 60 ~ 80 克，个别或达 250 克；呈五棱状，间有 3 ~ 6 棱；皮薄、光滑。甜阳桃果肥短，中等大，熟透时深黄色或黄红色，果棱饱满，肉脆、多汁，纤维少，味甜似蜜，有清香。甜阳桃供鲜食，也可制蜜饯、果脯或果膏。酸阳桃果大，淡青色或深黄色，果棱瘦削，肉粗，味酸，多加工成干果或作菜用。

选购时以肥短、皮薄、光滑、果棱饱满者为佳。

【性味功用】味酸，性平、涩，无毒。归肺经。生津止渴，下气和中。

【有效成分】含糖类、维生素（维生素 B_1、维生素 C）和草酸盐等。

【药理作用】本品能减少机体对脂肪的吸收，降低血脂、胆固醇，对高血压、动脉硬化等心血管疾病有预防作用。同时还可保护肝脏，降低血糖。

【用法用量】阳桃果实 2 ~ 3 个，生食或榨汁食。

【应用注意】肺热咳嗽、痰白而多者不宜多食。

【常用单验方】

(1) 咽喉痛　阳桃 2 个，生食，每日 2 次。

(2) 风热咳嗽、咽喉痛　阳桃 2 个，榨汁；积雪草 60 克，榨汁。两汁混合饮，每日 2 ~ 3 次。

(3) 小便热涩、痔疮出血　阳桃 3 个，切碎捣烂，用凉开水冲服。每日 2 次。

【食疗及药膳】

1. 蛋奶炖阳桃

[原料组成] 阳桃 1 个（去硬边，去核，切小块），鸡蛋 2 枚，牛奶 250 毫升，糖。

[制法] 先把阳桃块、牛奶、糖放锅里用小火煮至糖溶，熄火，摊凉；接着滤出奶液，往奶液里加入打散的鸡蛋，拌匀，过筛滤去泡沫及打不散的蛋白；最后加入阳桃块，盖碟用大火蒸至凝固即可。

[服法] 佐餐适量服用。

[功用] 解内脏积热，清燥润肠。用它来做甜品能护肤养颜，适合熬夜的人。

2. 阳桃糯米粥

[原料组成] 阳桃 100 克，粳米 100 克，糯米 50 克，白糖 50 克。

[制法] 将阳桃切成果丁，粳米淘净。把阳桃丁、糯米、粳米放入大瓦罐中，加水 750 毫升，用小火炖 60 分钟，放入白糖。

[服法] 佐餐服用。

[功用] 健脾益胃。可作为大病初愈患者的主食。

【趣话】

　　阳桃，又名"杨桃""羊桃"，学名"五敛子"，又因横切面如五角星，故国外又称之为"星梨"。是久负盛名的岭南佳果之一。其主要品种有"崛督（平顶）甜阳桃""尖督（尖顶）甜阳桃""酸阳桃"三种。其中以广州郊区花地产的"花红"品味最佳，它清甜无渣，味道特别可口。

　　清代两广总督阮元，曾写诗盛赞"花地阳桃"："荔支生岭南，汉唐已名久。味艳性复炎，尤物岂无害。谁知五棱桃，清妙竟为最。诚告知味人，味在酸甜外。"

阳桃鲜果性稍寒，多食易致脾胃湿寒、便溏泄泻，有碍食欲及消化吸收。若为食疗目的，无论食生果或饮汁，最好不要冰凉及加冰饮食。

阳桃根具有涩精、止血、止痛功效，用于治疗头风痛、关节痛、心区痛、遗精、流鼻血。阳桃枝叶具有散热毒、利小便功效，用于治疗血热瘙痒、发热头痛、疥癣、水痘。

椰子

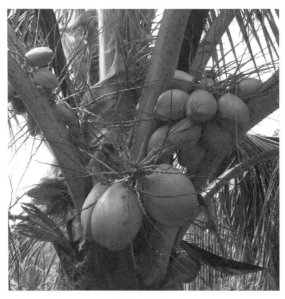

椰子原植物

【来　源】本品为棕榈科植物椰子的果实。成熟时采集，随时取果肉、汁液及果壳供用。

【别　名】胥余、越王头、椰瓢、大椰等。

【产　地】现主要集中分布于海南各地，台湾南部、广东雷州半岛，云南西双版纳、德宏、保山、河口等地也有少量分布。

【性状及选购】坚果倒卵形或近球形，顶端微具三棱，长 15～25 厘米，内果皮骨质，近基部有 3 个萌发孔，种子 1 粒；胚乳内有一富含液汁的空腔。

【性味功用】味甘，性平；入胃、脾、大肠经。果肉补虚强壮，益气祛风，消疳杀虫，治小儿绦虫、姜片虫病；椰汁滋补、清暑解渴，主治暑热、津液不足

岭南药食两用中药

之口渴；椰子壳油治癣，疗杨梅疮。

【有效成分】椰汁及椰肉富含蛋白质、果糖、葡萄糖、蔗糖、脂肪、维生素 B_1、维生素 E、维生素 C、钾、钙、镁等。椰子含油量 35% ~ 45%；维生素 C 含量以未成熟果中较高；果核含甘露聚糖。

【药理作用】椰汁具有利尿消肿、杀虫等作用。

【用法用量】 椰汁或椰肉适量；外用椰壳放炉上烧，用碗覆盖收集其蒸气，冷凝得馏油，加 30% 酒精混合后涂患处。

【应用注意】凡大便清泄者忌食椰肉。椰汁性偏温热，不宜过量饮用。

【常用单验方】

食欲不振　椰子肉（切碎）、糯米、鸡肉各适量，同煮粥，用油、盐调味食用。

【食疗及药膳】

1. 雪耳椰子煲鸡汤

[原料组成] 雪耳 30 克，椰青 1 个，光老鸡 1 只，红枣 8 个，生姜 3 片，食盐适量。

[制法] 各物分别洗净；雪耳浸发、去蒂、折朵；红枣去核；光老鸡去脏杂、尾部，切块。将雪耳、椰青、光老鸡、红枣一起与生姜放进瓦煲内，加入清水 3000 毫升（12 碗量），武火煲沸后，改为文火煲 2 小时，调入适量食盐便可。

[服法] 佐餐用。

[功用] 滋阴润肺，补虚损，壮筋骨。

2. 椰子鸡块

[原料组成] 椰子 1 个，鸡肉 500 克，精盐、味精、料酒、白酱油、葱、姜各适量。

[制法] 将椰子去外皮，锯开顶端，倒出椰汁后放入沸水锅内煮 20 分钟，捞出备用；鸡肉洗净，剔除鸡骨，切成鸡丁；鸡丁放入椰子内，加入精盐、味精、料酒、白酱油、葱、姜后拌匀，再倒入鸡汤，盖好盖，放在炖盅中，上笼蒸至熟透即成。

[服法] 佐餐用。

[功用] 补益脾胃，祛虫消疳。适用于脾胃虚弱，食欲不振，体倦乏力，虚弱羸瘦，小儿虫积等病症。无病者食之可强身健体、增进食欲。

3. 椰肉糯米粥

[原料组成] 椰子 1 个，糯米 200 克。

[制法] 先将椰子去外皮，锯开顶端倒出椰汁，然后将椰肉切成 1 厘米见方的小块备用；将糯米洗净，加入椰肉块和适量清水，以小火煮成粥，待温食用。

[服法] 每日 2 次。

［功用］健脾开胃，增进饮食。适宜于病后体弱、食欲不振等患者食之。

柚子

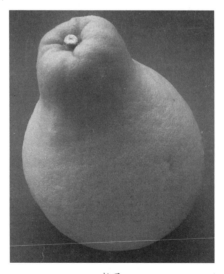

柚子

【来　　源】本品为芸香科植物柚的成熟果实。

【别　　名】抛、朱栾、雷柚、苦柚、气柑、文旦等。

【产　　地】产于我国福建、广东等南方地区。

【性状及选购】果实大，球形或近于梨形，呈柠檬黄色；果肉白或红色，隔分成瓣，瓣间易分离，味酸可口。

【性味功用】味甘酸，性寒，无毒。归肺、胃经。健脾，止咳，解酒。

【有效成分】含橙皮苷和胡萝卜素、B族维生素、维生素C、矿物质、糖类及挥发油等。

【药理作用】本品有降血糖、降血脂、减肥、美肤养容等作用。

【用法用量】鲜食或绞汁服用。随量食用。

【应用注意】脾虚便溏者慎食；服避孕药的女性应忌食；高血压患者服药时莫吃柚子；服药时不要吃柚子或饮柚子汁。

【常用单验方】

(1) 肺热咳嗽　柚子100克，梨100克，蜂蜜少许，一同洗净后煮烂，加蜂蜜或冰糖调服。

(2) 急性乳腺炎　柚果肉200克，青皮50克，蒲公英30克，水煎服。

(3) 咳嗽气喘　柚子1个，连皮切成瓣块，与鸡一起蒸熟食用。

(4) 口臭　柚子1只，绞汁，陈皮9克，生姜6克，加入适量红糖同煎饮服，每日1剂，连饮数日。

【食疗及药膳】

柚子肉炖鸡

[原料组成] 鸡一只（约1000克），柚子两个，料酒、生姜、葱、味精、食盐各适量。

[制法] 鸡去毛和肠杂，洗净；柚子去皮留肉。将柚子肉放入鸡腹内，然后将鸡放入搪瓷锅中，加葱、生姜、料酒、食盐、清水等；再将搪瓷锅放入盛有水的锅内，隔水炖熟即成。

[服法] 每周服1次，连服3周。

[功用] 理气补虚，消食抗癌。

【趣话】

唐代诗人张彤咏柚的名句："树树笼烟疑带火，山山照日似悬金。"

在闽台二地，几百年来都有中秋节吃柚子的习惯，有些乡村，中秋之夜不仅吃"柚子果""柚子蜜饯"，还点上"柚子灯"，喝"柚子茶"，寓游子团圆之意。

柚子茶取材于漳州蜜柚，做法简单——将蜜柚切开上部约1/5作为盖，取出果肉，将乌龙茶叶装入柚子中，然后盖上柚子盖，用线缝合复原，挂在屋檐下通风处阴干1年以上，即成。使用时剖开柚子，取出茶叶，用沸水冲泡饮用。闽台民间多用此茶防治腹痛、腹泻及消化不良诸症。

　　沙田柚原产于广西容县沙田，果实梨形或葫芦形，单果重 500 ~ 1500 克，果肉脆嫩爽口，白色或虾内色，风味浓甜，品质上等。果实可食率为 40% ~ 60%，果汁含量 30% ~ 40%，每 100 毫升含总酸量 0.3 ~ 0.6 克、维生素 C 100 ~ 200 毫克。果实 10 月上旬 ~ 11 月中旬成熟。

　　选购柚子的方法一般是"闻""叩"两个环节。闻，即闻香气，熟透了的柚子，芳香浓郁；叩，即按压叩打果实外皮，外皮是否有下陷，下陷没弹性的质量较差，叩打时听其发出声音，辨别果实生熟和质量的优劣。挑选柚子最好选择上尖下宽的标准型，表皮须薄而光润，并且色泽呈淡绿或淡黄。

　　附：化橘红

【来　　源】本品为芸香科植物化州柚或柚的未成熟或近成熟的干燥外层果皮。前者习称"毛橘红"，后者习称"光七爪""光五爪"。

【别　　名】化州橘红、橘红、毛橘红、光七爪、光五爪。

【产　　地】主产于广东化州。

【性状及选购】化州柚　呈对折的七角或展平的五角星状，单片呈柳叶形。完整者展平后直径 15 ~ 28 厘米，厚 0.2 ~ 0.5 厘米。外表面黄绿色，密布茸毛，有皱纹及小油室；内表面黄白色或淡黄棕色，有脉络纹。质脆，易折断，断面不整齐，外缘有 1 列不整齐的下凹的油室，内侧稍柔而有弹性。气芳香，味苦、微辛。

　　柚　外表面黄绿色黄棕色，无毛。

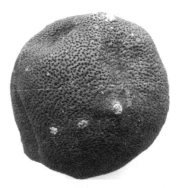

橘红胎

【性味功用】味辛、苦，性温。归肺、脾经。散寒，燥湿，利气，消痰。用于风寒咳嗽、喉痒痰多、食积伤酒、呕恶痞闷。

【有效成分】果实含柚皮苷、柚皮苷元；果皮含枸橼醛、香叶醇、芳樟醇、磷氨基苯酸甲酯等。

【药理作用】本品有镇咳祛痰、抗炎镇痛作用，并有降低血小板聚集、增快血流等作用。

【用法用量】煎服，3 ~ 10克。

【应用注意】气虚及阴虚有燥痰者忌服。

【常用单验方】

急性肠胃炎　老柚皮10克，细茶叶6克，姜两片，水煎服。

【食疗及药膳】

1. 橘红茶

[原料组成] 橘红1片（3 ~ 6克），红茶4.5克。

[制法] 沸水冲泡后蒸20分钟。

[服法] 饮用，日服1剂。

[功用] 适用于咳嗽痰多、咳痰不爽者。

2. 橘红三仙茶

[原料组成] 焦三仙（焦麦芽、焦山楂、焦神曲）各18克，橘红2片。

[制法] 煎水。

[服法] 代茶饮。

[功用] 散寒理气，消食宽中。适用于食积、伤酒、风寒咳嗽者等。

3. 橘红糖

[原料组成] 橘红100克，白砂糖500克。

[制法] 将白砂糖放在铝锅中，加水少许，小火煎熬至较稠厚，加入橘红细粉，调匀，再继续熬至用铲挑起即成丝状而不粘手，停火，将糖倒在表面涂过食用油的搪瓷盘中，稍冷将糖分割成条块。

[功用] 适用于治疗食欲不振、消化不良、咳嗽多痰者。

【趣话】

化州橘红的药用功效显著，是较为常用中药，始载于清朝乾隆三十年（1765年）赵学敏的《本草纲目拾遗》，名"化橘红"。

据考证，化州橘红于南朝已有种植，隋、唐、宋、元时期不断发展，明清享负盛名。橘红的生产和发展"红"了一千多年。据现存的史料推测，化州橘红原为野生柚树，由于吸收了当地土质中所含的礞石（礞石为治顽痰、癖积之奇药，痰去咳自除），又经历了漫长岁月，逐渐进化而成的，因化州橘红的药效奇特而为人们所推崇。

清代时，化州橘红被朝廷指定为必贡品，定为御用药物。化州橘红亦由野生逐渐转为人工栽培。到了清初，出现了专门从事种植化州橘红的赖家园、李家园和潘家园等老字号，各园均种植化州橘红树数百棵，并总结了一套具体的种植、加工方法和经验。选用地道的优质橘红制成的系列产品如痰咳液、橘红丸、橘红花、果保健茶、橘红晶也同化州橘红一样，深受人们的喜爱。

【贴士】

化州橘红不但药效显著，且其工艺品也同样备受欢迎。其工艺加工起源于清代，清嘉庆十一年（1806年），赖、李两家橘红园均开始对化州橘红进行工艺加工，李家园工艺老人黎锦嫦曾记述：清末，化州橘红工艺品参加法国巴黎工艺品展览获银奖。到今天，化州橘红的工艺加工更是百花齐放。生产的品种有瓶、罐、盒、烟斗等多种，其图案精美，手工细致，成为国内外游客的喜爱纪念品。

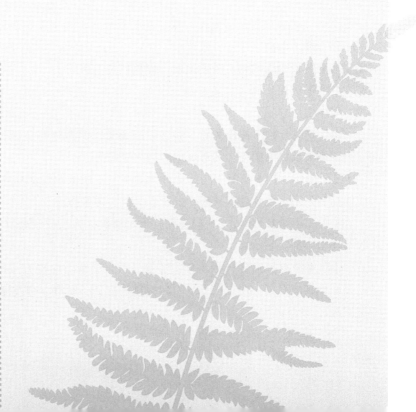

第三章
果实种子类

白果

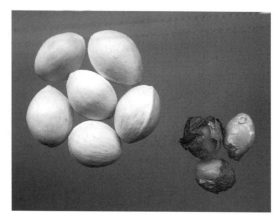

白果与种仁

【来　　源】本品为银杏科植物银杏的干燥成熟种子。采收后除去肉质外种皮。

【别　　名】杏核、公孙树子、鸭脚树子。

【产　　地】主产于广西、四川、河南、山东、湖北、辽宁等地。

【性状及选购】本品略呈椭圆形，一端稍尖，另一端钝，长 1.5 ～ 2.5 厘米，宽 1 ～ 2 厘米，厚约 1 厘米。表面黄白色或淡棕黄色，平滑，具 2 ～ 3 条棱线。外层为骨质中种皮（壳），坚硬。内种皮膜质，种仁宽卵球形或椭圆形，一端淡棕色，另一端金黄色，横断面外层黄色，胶质样，内层淡黄色或淡绿色，粉性，中间有空隙。无臭，味甘、微苦。

选购时以个大均匀、种仁饱满、壳色白黄者为佳。

【性味功用】味甘、苦、涩，性平；有毒。归肺、肾经。敛肺定喘，止带浊，缩小便。

【有效成分】含槲皮黄素、芦丁、白果素、银杏素等黄酮类，尚含有机酸、酚类、醇类及白果酮等。其毒性成分为白果酚等。

【药理作用】本品能抑制结核杆菌的生长，对多种细菌及皮肤真菌有不同程度的抑制作用。此外还有祛痰、抗衰老、抗过敏等作用。

【用法用量】煎服，5 ～ 10 克。用时捣碎。入药时须去其外层种皮及内层的薄皮和心芽。

【应用注意】生食有毒。有实邪者忌服。生食毒性较大，熟食可减少毒性。白果的外种皮有毒，能刺激皮肤引起接触性皮炎、发疱。有人接触还会出现过敏性皮炎。

【常用单验方】

(1) 支气管哮喘，肺结核咳嗽　炒白果仁 9 ~ 12 克（去壳），加水煮熟，加入砂糖、蜂蜜，连汤食之。

(2) 遗精，遗尿，小便频数　白果仁 9 克，炒后入水煎，加糖，连汤食之，或炒焦研粉服。

(3) 大便下血　白果 30 克，藕节 15 克，共研末，每日分 3 次用开水冲服。

【食疗及药膳】

1. 白果仁煎汤

[原料组成] 白果仁 15 克，砂糖或蜂蜜适量。

[制法] 白果炒去壳，加水煮熟，放入砂糖或蜂蜜。

[服法] 吃白果喝汤。每日 1 剂，连续服用。

[功用] 益肺定喘。适用于支气管哮喘。

2. 白果芡实方

[原料组成] 白果 10 粒，芡实 20 克。

[制法] 同煮粥，加饴糖 1 匙。

[服法] 顿服，每日 1 ~ 2 次。

[功用] 益肾健脾，涩精缩尿。适用于肾亏遗尿、尿频。

3. 白果莲子炖乌鸡

[原料组成] 乌鸡 1 只，白果 15 克，莲子 15 克，糯米 15 克，胡椒 3 克。

[制法] 上药一同装入鸡腹，扎定煮熟。

[服法] 空腹时食用。

[功用] 补脾益肾，止带涩精。适用于脾虚或脾肾两虚，遗精。

【趣话】

宋・杨万里《德远叔坐上赋肴核八首银杏》诗曰："深灰浅火略相遭，小苦微甘韵最高。未必鸡头如鸭脚，不妨银杏伴金桃。"

山东省临沂市郯城县新村乡有一棵白果树据说有"三千岁"，当地人称为"老神树"。2004 年又被全国绿化委员会命名为"中华名木"。

【贴士】

银杏叶也具有重要的药用价值。到目前为止已知其化学成分的银杏叶提取物多达 160 余种。主要有黄酮类、萜类、酚类、生物碱、聚异戊烯、奎宁酸、亚油酸、蟒草酸、抗坏血酸、α-己烯醛、白果醇、白果酮等。目前，用银杏叶提取物配制的护肤、护发等方面的产品达 50 余种。此外，利用银杏叶研制的银杏叶饮料、银杏桃果汁、银杏啤酒、银杏茶等保健品已在市场上流通，并取得了良好效果。

银杏是现存种子植物中最古老的孑遗植物。植物学家常把银杏与恐龙相提并论，并有植物界的大熊猫之称。银杏属于干果类，在诸多的干果中，银杏的经济价值排名第三。

银杏木材优质，价格昂贵，素有"银香木"或"银木"之称。银杏木材质具光泽、纹理直、结构细、易加工、不翘裂、耐腐性强、易着漆、掘钉力小，并有特殊的药香味，抗蛀性强。银杏木除可制作雕刻區及木鱼等工艺品，也可制作成立橱、书桌等高级家具。

银杏还具有良好的观赏价值，银杏夏天一片葱绿，秋天金黄可掬，给人以俊俏雄奇、华贵典雅之感。

佛手

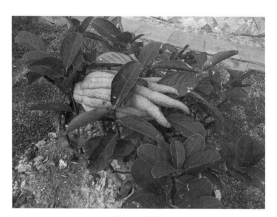

佛手原植物

【来　　源】本品为芸香科植物佛手的果实。

【别　　名】香橼、九爪木、五指橘、佛手柑。

【产　　地】广东肇庆。

【性状及选购】果实长形，分裂如拳或张廾如指。分裂如拳者称拳佛手，张开如指者叫作开佛手。

干品为类椭圆形或卵圆形的薄片，常皱缩或卷曲。长6～10厘米，宽3～7厘米，厚0.2～0.4厘米。顶端稍宽，常有3～5个手指状的裂瓣，基部略窄，有的可见果梗痕。外皮黄绿色或橙黄色，有皱纹及油点。果肉浅黄白色或浅黄色，散有凹凸不平的线状或点状维管束。质硬而脆，受潮后柔韧。气香，味微甜后苦。

【性味功用】味辛、苦、酸，性温。归肝、脾、胃、肺经。疏肝理气，和胃止痛。用于肝胃气滞，胸胁胀痛，胃脘痞满，食少呕吐。

【有效成分】含挥发油及橙皮苷等。

【药理作用】本品有镇静、镇痛、抗炎等作用。

【用法用量】3～9克。鲜品亦可食用。

【常用单验方】

⑴ 肝气郁结、胃腹疼痛　佛手10克，青皮9克，川楝子6克，水煎服，早晚各一次。

⑵ 恶心、呕吐　佛手15克，陈皮9克，生姜3克，加水煎煮，每日两次。

⑶ 哮喘　佛手15克，藿香9克，姜皮3克，水煎服。

⑷ 慢性胃炎、胃腹寒痛　佛手30克，洗净，清水润透，切片成丁，放瓶中，加低度优质白酒500毫升。密闭，泡10日后饮用，每次15毫升。

【食疗及药膳】

1. 佛手粥

[原料组成] 佛手10～15克，粳米50～100克，冰糖适量。

[制法] 同煮为粥。

[服法] 可供早、晚餐或作点心食用。

[功用] 健脾养胃，理气止痛。用于年老胃弱、胸闷气滞、消化不良、食欲不振、嗳气呕吐等。

2. 佛手排骨

[原料组成] 排骨400克，猪瘦肉300克，虾肉50克，鸭蛋2个，猪肥肉25克，生葱50克，荸荠50克，鱼15克，精盐10克，麻油5克，味精6克，面粉100克，红辣椒1粒，川椒末少许，生油1000克（耗100克）。

[制法] 先将排骨拆枝脱肉，排骨枝用刀剁成每枝5厘米长，再把脱出来的排骨肉、猪瘦肉及肥肉、虾肉、荸荠、鱼、生葱、红辣椒分别用刀改切后拌在一起，放在砧板上用刀剁成茸后，加入精盐、味精、麻油、川椒末拌匀，用手把肉茸分别镶在排骨枝上捏成20枝佛手状，沾上干面粉，再将面粉压实。将鸭蛋磕开，打成蛋液，然后把佛手状的排骨一枝一枝用鸭蛋液蘸过，再放入油鼎中用温油炸至熟透即成。

[服法] 佐餐用。

[功用] 滋补养胃。

【趣话】

佛手的果实色泽金黄，香气浓郁，形状奇特似手，千姿百态，让人感到妙趣横生。有诗赞曰:"果实金黄花浓郁,多福多寿两相宜,观果花卉唯有它,独占鳌头人欢喜。"佛手的名也,由此而来。

【贴士】

佛手不仅有较高的观赏价值,而且药用价值极高,其根、叶、茎、果均可入药。佛手的根可治男性四肢酸软;花可泡茶,有消气作用,并能开胃醒脾;果实除供药用外,还能提炼佛手柑精油,是良好的美容护肤品。通过提炼、蜜调、浸渍、配制等方法,佛手还往往被加工成多种食品和饮料,诸如果脯、蜜饯、佛手酒、佛手茶、佛手蜜等。用佛手柑蒸馏所得的液体名佛手露,有悦脾、疏肝、疏气、开胃、进食的作用。

诃子

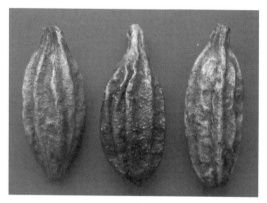

诃子

【来　　源】本品为使君子科植物诃子或绒毛诃子的干燥果实。

【别　　名】诃黎勒、诃黎、诃梨、随风子。

【采收加工】秋、冬二季果实成熟时采收,除去杂质,晒干。

【产　　地】云南、广东、广西等地。

【性状及选购】呈倒卵形或长圆形,长2~4厘米,直径2~2.5厘米。表面黄棕色或暗棕色,略有光泽,具5~6条纵棱线及不规则皱纹。基部常略呈短颈状,有稍凹陷的圆形果柄痕。质坚实。果肉厚约3毫米,黄棕色或黄褐色。果核浅黄色,粗糙,坚硬,断面散布众多含黄棕色分泌物的类圆形小腔;仅1室,种子1枚,纺锤形,种皮薄,黄棕色;子叶2,白色,油性,相互重叠卷旋。气微,味酸涩后甜。

以黄棕色、微皱、有光泽、坚实、身干者为佳。

【有效成分】含鞣质量 20% ~ 40%，其主要成分为诃子酸、诃黎勒酸、没食子酸、原诃子酸，并含莽草酸、奎宁酸、番泻苷、诃子素、鞣酸酶、抗坏血酸氧化酶等。

【药理作用】本品有收敛止泻、松弛肠管平滑肌、抗菌、抗病毒、抗肿瘤等作用。

【性味功用】味苦、酸、涩，性平。归肺、大肠经。敛肺止咳，涩肠止泻，下气利咽。用于肺虚喘咳失音、咽喉痛、久泻、久痢、脱肛、崩漏、带下、便血、尿频。

本品生用清肺，煨用涩肠。治久泻久痢宜煨用，治久咳失音宜生用。

【用法用量】水煎服。3 ~ 10 克。

【应用注意】凡外邪未解，内有湿热积滞者忌服。

【常用单验方】

⑴ 结膜炎　诃子、栀子、川楝子各等量。共研细末，每次服 6 克。水煎服，每日 3 次。

⑵ 大叶性肺炎　诃子肉 15 克，瓜蒌 15 克，百部 10 克，1 日量，水煎，分 2 次服。

【食疗及药膳】

1. 诃子粥

[原料组成] 诃子肉 15 克，生姜 30 克（切），粳米 60 克。

[制法] 用适量水煎诃子肉、生姜，去渣取汁。下米煮粥。

[服法] 随意食之。

[功用] 涩肠止泻，敛肺利咽。适用于霍乱不止，心胸烦闷，或咳喘、失音等。

2. 响音粥

[原料组成] 诃子 15 克，当归 15 克，五味子 6 克，百合 25 克，粳米 100 克，白糖 30 克。

[制法] 将中药洗净，用纱布将诃子、当归、五味子包裹好，与粳米、百合同入锅中，加水适量，武火煮沸，即用文火熬煮成粥。去掉药包，放入白糖调匀即成。

[服法] 日服 1 剂，分 12 次。

[功用] 敛肺开音，益气养阴。适用于金破失音，气阴两亏之长期咽喉不利、声音嘶哑、久咳不愈、久泻脱肛等症。

[注意] 湿热、虚寒之人忌用。

3. 诃子麦冬茶

[原料组成] 诃子3克，麦冬6克，木蝴蝶2克，胖大海2枚。

[制法] 将材料放入茶杯，冲入沸水，加盖闷泡15分钟。

[服法] 代茶饮用。

[功用] 清热利咽，开咽。适用于嗓哑失音。

4. 诃子甘草茶

[原料组成] 诃子9克，甘草3克，白糖、茶叶各适量。

[制法] 材料研末共置保温杯中，用沸水冲泡，盖闷15分钟左右，加适量白糖或冰糖。

[服法] 频频代茶饮。每日1～2剂。

[功用] 清肺利咽，敛肺下气。适用于慢性单纯性喉炎，咳嗽失音属肺有伏热者。或咽喉疲劳太过而致声音嘶哑者。

【贴士】

1. 广州栽培诃子树具有悠久的历史。据史料记载，在三国时代，吴国虞翻被贬来南海（今广州）时就在其寓所（现今之光孝寺）园中遍植诃子树。光孝寺的前身名曰"诃林"，是与当时寺内诃子树成林有关的。"诃林"所产的诃子多为六棱，果略小而味不涩，品质优，曾被列为贡品。

2. 诃子的树叶及果核亦供药用。据《本草纲目》记载，诃子叶"能下气消痰，止渴及泄痢"，诃子核磨白蜜注目，去风赤涩痛，亦能止咳及泄痢。

3. 藏青果，别名西青果，为植物诃子的干燥幼果。

苦瓜

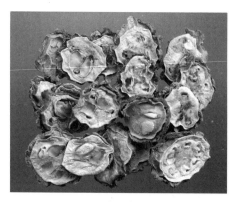

苦瓜片

【来　　源】本品为葫芦科植物苦瓜的干燥果实片。

【别　　名】凉瓜、锦荔枝、癞葡萄、癞瓜。

【产　　地】主产于广东、广西、福建等地。

【性状及选购】为长椭圆形或卵圆形切片，长 5 ～ 12 厘米，宽 2.5 ～ 4 厘米，厚约 3 毫米。切片周边青绿色或青黄色，稍皱缩，中间瓜瓤白色至黄白色，质稍柔韧，不易碎断。瓜瓤常内嵌已被切破的类圆形黄白色种子数枚，长宽约 1.2 厘米。气微，味苦。

以片大、厚薄均匀、边缘青绿色、瓜瓤白色者为佳。

【主要成分】含苦瓜苷、苦瓜皂苷、α- 苦瓜素、β- 苦瓜素等。

【药理作用】本品有降血糖、抗肿瘤、抗病毒、抗菌、降血脂等作用。

【性味功用】味苦，性寒。归心、脾、胃、肝经。清解暑热，清肝明目，清热解毒。用于热病烦渴引饮，中暑发热，湿热泄泻、痢疾，肝热目赤疼痛，痈肿丹毒，恶疮。

【用法用量】6 ～ 15 克，水煎服或鲜食。炒食、煮食、焖食、凉拌、泡菜、制作饮料均可。

【使用注意】脾胃虚寒者不宜生食，食之令人吐泻腹痛。孕妇不宜。

【常用单验方】

(1) 烦热口渴　鲜苦瓜 1 个，截断去瓤，切片，水煎服。

(2) 中暑　鲜苦瓜 1 个，截断去瓤，纳入茶叶，再接合，悬挂通风处阴干，每次 6 ～ 9 克，水煎或泡开水代茶饮。

(3) 痢疾　鲜苦瓜捣汁，开水冲服。

(4) 肝热目赤　煎汤或捣汁饮；或苦瓜干 15 克，菊花 10 克，水煎服。

【食疗及药膳】

1. 苦瓜菊花粥

[原料组成] 苦瓜 100 克，菊花 50 克，粳米 60 克，冰糖 100 克。

[制法] 将苦瓜洗净去瓤，切成小块备用；粳米洗净，菊花漂洗，二者同入锅中，置于武火上煮，待水煮沸后，将苦瓜块、冰糖放入锅中，改用文火继续煮至粳米开花时即可。

[服法] 分两次服完。

[功用] 清利暑热，止痢解毒。适用于中暑烦渴、痢疾等症。

2. 豆腐苦瓜汤

[原料组成] 豆腐 2 块，苦瓜 50 克，盐适量。

[制法] 豆腐切成小块；苦瓜洗净，切成薄片；在砂锅中加水适量，放入豆腐块、苦瓜片，用文、武火交替，煲 2 小时，至苦瓜烂、豆腐熟，再加入调味品即成。

［服法］佐餐用。

［功用］清热降火，尤适于降胃火。

3. 冰镇苦瓜

［原料组成］苦瓜 500 克，柠檬 1 个，碎冰若干。

［制法］柠檬去皮、榨汁，待用；苦瓜去皮、去瓤、切片，入沸水中过一下，取出放入冰块浸冷，装入铺满碎冰的盘中，浇上柠檬汁即可。

［服法］佐餐用。

［功用］消热解暑，使人目明喉甘，解热目、烦闷。

4. 苦瓜镶肉

［原料组成］苦瓜 1 条，绞肉 300 克，胡萝卜 50 克，葱、姜各 1 块，香菜少许，酱油、淀粉各 1 大匙，盐、麻油各少许。

［制法］苦瓜洗净，切成 2 厘米圈状，去籽；胡萝卜和姜去皮、切末，葱洗净切末，一起放入碗中，加绞肉及调味料搅拌均匀，填入苦瓜内，盛在盘中。锅中倒入适量麻油烧热，爆香姜末，加入适量水煮滚，淋在苦瓜上，再连盘放进蒸锅内蒸 15 分钟后取出，撒上香菜末即可。

［服法］佐餐用。

［功用］滋补清热。

5. 蒸酿苦瓜

［原料组成］猪绞肉 150 克，苦瓜 2 根（约 300 克），慈姑 50 克，水发香菇 50 克，胡萝卜 50 克，荷兰豆 50 克，菜心 50 克，鸡蛋 1 个，葱姜水、盐、蚝油、白糖、老抽、料酒、胡椒、鲜汤、干细淀粉、湿淀粉、色拉油各适量。

［制法］苦瓜洗净，切去头、尾，将中间的瓤挖出，在苦瓜内壁上扑上干细淀粉；慈姑、水发香菇、胡萝卜、荷兰豆分别切成米粒大，入沸水锅中氽一水，入漏勺沥净水；菜心洗净待用；猪绞肉入盆，加入上述切粒的原料，放入盐、胡椒、料酒、葱姜水、鸡蛋液、湿淀粉搅打成馅；将肉馅酿入苦瓜筒内，放入盘中；将酿好的苦瓜入笼旺火蒸熟，取出切成 1 厘米厚的片，摆入条盘内，边沿围上氽水后的菜心；盐、蚝油、白糖、老抽、鲜汤、湿淀粉、色拉油入锅制成蚝油汁，淋于苦瓜上即成。

［服法］佐餐用。

［功用］滋补清热。

【趣话】

苦瓜以味得名，苦字不好听，粤人又唤作凉瓜。苦瓜形如瘤状突起，又称癞瓜；瓜面起皱纹，似荔枝，遂又称锦荔枝。

清·叶申芗《减字木兰花·锦荔枝》："黄蕤翠叶，篱畔风来香引蝶，结实离离，小字新偷锦荔枝。但求形肖，未必当他妃子笑。藤蔓瓜瓢，岂是闽南十八娘。"

民间传说：苦瓜有一种"不传己苦与他物"的特点，就是与任何菜如鱼、肉等同炒同煮，绝不会把苦味传给对方，所以有人说苦瓜"有君子之德，有君子之功"，誉之为"君子菜"。

民间谚语："人讲苦瓜苦，我说苦瓜甜，甘苦任君择，不苦哪有甜。"

【贴士】

苦瓜还有"植物胰岛素"的美誉，能够预防和改善糖尿病的并发症，具有调节血脂并提高免疫力的作用。

龙眼

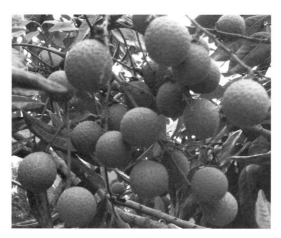

龙眼

【来　　源】本品为无患子科植物龙眼的假种皮。

【别　　名】桂圆、蜜脾、荔枝奴。

【产　　地】主产于广东、福建、台湾、广西等地。

【性状及选购】为纵向破裂的不规则薄片，常数片黏结。长约 1.5 厘米，宽 2～4 厘米，厚约 0.1 厘米。棕褐色，半透明。一面皱缩不平，另一面光亮而有细纵皱纹。质柔润。气微香，味甜。

选购时以肉厚片大、色棕黄、甘味浓、干燥洁净者为佳。挑选新鲜龙眼要注意剥开时果肉应透明无薄膜，无汁液溢出，留意蒂部不应沾水，否则易变坏。

【性味功用】味甘，性温。归心、脾经。补益心脾，养血安神。用于气血不足，心悸怔忡，健忘失眠，血虚萎黄。

【有效成分】含葡萄糖、蔗糖、酒石酸、腺嘌呤、胆碱及蛋白质等。

【药理作用】本品有抑菌、强壮身体、镇静和健胃作用。

【用法用量】煎汤，10～15克，大量30～60克。

【应用注意】湿阻中满及胃有痰饮者忌用。

【常用单验方】

⑴ 贫血，神经衰弱　龙眼肉4～6枚，莲子、芡实等量，加水炖汤，于睡前服。

⑵ 气虚盗汗　龙眼肉30克，人参6克，冰糖30克。将以上材料置蒸锅内蒸1小时，取出后待凉即可食用，一天内分2次吃完，每天1剂。

⑶ 月经不调　龙眼肉50克，鸡蛋1个。将龙眼肉加水煮30分钟后，调入鸡蛋打成蛋花汤样即成，在月经干净后服食，每日早晚各1次，连服10天。

⑷ 失眠　龙眼肉10克，莲子50克，大枣20枚，水煎后加糖少许食用。

【食疗及药膳】

1. 龙眼粥

[原料组成] 龙眼肉50克，粳米500克，白糖适量。

[制法] 先以水煮粳米粥，将熟时放入龙眼肉，略煮数沸，加入白糖即成。

[服法] 作早、晚餐食之。

[功用] 补益心脾，养血安神。适用于失眠惊悸、健忘、心慌气短、多汗等。

2. 龙眼洋参饮

[原料组成] 龙眼肉30克，西洋参6克，白糖3克。

[制法] 将三物放入带盖碗中，置锅内隔水反复蒸之，至成膏状。

[服法] 每服1匙，每日2～3次。

[功用] 益气补血，养心安神。适用于心悸、气短、失眠、健忘。

3. 龙眼杞枣蒸仔鸡

[原料组成] 童仔鸡1只，龙眼肉、枸杞子、红枣各30克。

[制法] 童仔鸡去毛脏洗净，将龙眼肉、枸杞子、红枣纳入鸡腹腔中，上笼蒸熟，调味食之。

[服法] 作菜肴食之。

[功用] 养血健脾，益肝明目。适用于近视、视疲劳症，伴头昏心悸、失眠神倦。

【趣话】

龙眼为中国南方水果，多产于两广地区。与荔枝、香蕉、菠萝同为"华南四大珍果"。去皮则剔透晶莹偏浆白，隐约可见内里红黑色果核，极似眼珠，故以"龙眼"名之。

明代学者宋珏对龙眼的描述可谓传神："圆若骊珠，赤若金丸，肉似玻璃，核如黑漆。补精益髓，蠲渴肤肌，美颜色，润肌肤，各种功效，不可枚举。"

李时珍说："食品以荔枝为贵，而资益则龙眼为良。"王士雄则誉龙眼为"果中神品"。

诗人苏东坡在廉州（今广西合浦县）时曾作《廉州龙眼质味殊绝可敌荔支》一诗：

> 龙眼与荔支，异出同父祖。
>
> 端如甘与橘，未易相可否。
>
> 异哉西海滨，琪树罗玄圃。
>
> 累累似桃李，一一流膏乳。
>
> 坐疑星陨空，又恐珠还浦。
>
> 图经未尝说，玉食远莫数。
>
> 独使皱皮生，弄色映琱俎。
>
> 蛮荒非汝辱，幸免妃子污。

明代诗文家王象晋有《龙眼》诗：

> 何缘唤作荔枝奴，艳冶丰姿百果无。
>
> 琬液醇和羞沆瀣，金丸玓瓅赛玑珠。
>
> 好将姑射仙人产，供作瑶池王母需。
>
> 应共荔丹称伯仲，况兼益智策勋殊。

【贴士】

每百克鲜果肉含蛋白质 15 克。龙眼干的营养也同样丰富。每百克干果肉含有糖分 65 克，蛋白质 5 克，磷 118 毫克，钙 30 毫克，铁 4.4 毫克。

龙眼全身是宝。树冠繁荣，可作风景林或防护林树种；树叶嫩芽可入药；树身坚固耐久，可作家具、造船和雕刻等材料；花多而期长，是优良的蜜源；果核所含淀粉十分丰富，可制浆糊或供酿酒；鲜果除供水果食用外，可以加工成罐头或桂圆肉。龙眼的干果名为"桂圆"，是西北"八宝盖碗茶"的主要原料之一。

罗汉果

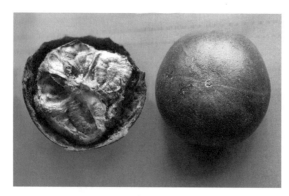

罗汉果

【来　　源】本品为葫芦科植物罗汉果的干燥果实。

【别　　名】汉果、拉汉果、青皮果、罗晃子、假苦瓜等。

【产　　地】主产于广东、广西。

【性状及选购】本品呈卵形、椭圆形或球形，长 4.5 ～ 8.5 厘米，直径 3.5 ～ 6 厘米。表面褐色、黄褐色或绿褐色，有深色斑块及黄色柔毛，有的有 6 ～ 11 条纵纹。顶端有花柱残痕，基部有果梗痕。体轻，质脆，果皮薄，易破。果瓤（中、内果皮）海绵状，浅棕色。种子扁圆形，多数，长约 1.5 厘米，宽约 1.2 厘米；浅红色至棕红色，两面中间微凹陷，四周有放射状沟纹，边缘有槽。气微，味甜。

以形圆、个大、完整、坚实、摇之不响、色黄褐者为佳。

【性味功效】味甘，性凉。归肺、大肠经。清热润肺，滑肠通便。用于肺火燥咳、咽痛失音、肠燥便秘。

【有效成分】含罗汉果苷，具强烈的甜味（比蔗糖甜 300 倍）。另含有大量果糖、氨基酸。还含有黄酮类。

【药理作用】有较强的祛痰、镇咳、平喘、泻下、调节消化道运动、保肝、抗炎、增强免疫力、抗癌、降血压、降血脂作用。

【用法用量】水煎服。9 ～ 15 克。

【常用单验方】

(1) 慢性咽炎　罗汉果 1 枚剥开，连皮带肉用开水泡作茶饮，味清甜醇香，每日 1 剂。

(2) 百日咳　罗汉果 1 枚，柿饼 1 个，水煎服。

(3) 老年久咳　罗汉果 15 克和百合 9 克，加水煎服。

（4）老年性便秘　罗汉果两个，取果肉、种子（打碎），水煎服，每日睡前服1次。

【食疗及药膳】

1. 罗汉果大海饮

［原料组成］罗汉果10克，胖大海5克，甘草3克。

［制法］先将罗汉果切碎，与胖大海、甘草一同入茶盅内，冲沸水浸泡15分钟。

［服法］代茶饮用。1日数次。

［功用］此方有清热利咽、生津止渴之功效。适用于热病、心烦口渴、咽喉肿痛、声音嘶哑、干便秘结、小便短赤涩痛等。

2. 罗汉果五味饮

［原料组成］罗汉果15克，乌梅5克，五味子5克，甘草3克。

［制法］先将罗汉果、乌梅洗净捣碎，与五味子、甘草一同入砂锅内，水煎取汁。

［服法］代茶饮服。

［功用］补中气，清肺热，利咽喉。适用于慢性支气管炎、急慢性扁桃体炎、咽喉炎、喉痛音嘶等。

3. 罗汉果粥

［原料组成］罗汉果1枚，粳米100克，冰糖30克。

［制法］将罗汉果冲洗干净、切成两半，粳米淘洗干净，一同放入锅内，加入清水3杯，先用大火煮沸，再用小火煮至粥成；加入冰糖煮至溶化即可。

［服法］每日1～2剂，早晚分食。

［功用］清肺止咳，润肠通便。适用于小儿百日咳、肺热咳嗽、肠燥便秘、慢性咽炎、慢性气管炎等，经常食用，能保护声带。

【趣话】

罗汉果的命名传说：

①相传天降虫灾，神农尝百草以寻良方，如来佛祖怜悯神农之苦，特派十九罗汉下凡，以解神农氏之难；其中有一罗汉发愿，要灭尽人间虫灾，方回天界。发愿完毕，遂化身为果，蕴意罗汉所修之果，后世简称罗汉果。

②另有说法是，因为罗汉果的根块溜圆而肥大，像罗汉晒肚皮，所以罗汉果由此得名。

1. 罗汉果为什么很甜？

罗汉果是一种多用途的药用和保健果品，是我国南方特有的水果。罗汉果含有1%的三萜糖苷类S-5的强甜物质，其甜度相当于蔗糖的300倍。

2. 为什么说罗汉果全身都是宝？

罗汉果果实富含糖分，作果品、饮料供食用，教师、播音员、演员常用罗汉果泡茶饮，可保护发音器官，对缺糖患者和糖尿病患者也是一种良药。它还可以替代甘草矫味，因而在许多中药的配方中常用罗汉果果实配伍。另据试验表明，罗汉果的叶对金黄色葡萄球菌、白色葡萄球菌、卡他双球菌等均有较好的抑制作用。民间常用鲜叶以火烘热，搓软后外擦皮癣，或捣烂外敷治各种痈肿疮疖也有良效。罗汉果的块根（根薯）也可用于农药和疮科用药。

3. 罗汉果品质好，甜度高，没有异味，热稳定性好，使用简单，食用安全，可制成各种药品及保健食品。以罗汉果为主要原料制成的中成药有罗汉果咽喉片、止咳定喘片、罗汉果止咳冲剂、罗汉果止咳露等。

青果

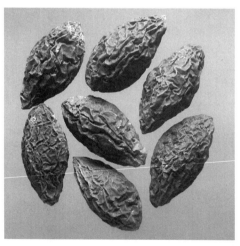

青果

【来　　源】本品为橄榄科植物橄榄的干燥成熟果实。

【别　　名】忠果、吉祥果、橄榄、青子、黄榔果、柯榄、青橄榄、甘榄、诃梨子等。

【产　　地】福建、四川、广东、云南、广西。

【性状及选购】呈纺锤形，两端钝尖，长 2.5 ~ 4 厘米，直径约 1.5 厘米。表面棕黄色或黑褐色，有不规则皱纹。果肉灰棕色或棕褐色，质硬。果核梭形，暗红棕色，有 3 条纵棱；内分 3 室，各有 1 粒种子。果肉味涩，久嚼微甜。

以个大、饱满、表面棕红色、气香浓者为佳。

【有效成分】含挥发油，含有 α- 蒎烯和 β- 蒎烯、对聚伞花烃、壬醛、癸醛、芳樟醇、樟脑、α- 松油醇等。

【药理作用】本品对豚鼠离体肠腔有兴奋作用。此外还有镇咳、祛痰、抗炎、抗真菌、镇痛、解热、平喘作用。

【性味功效】味甘、酸，性平。归肺、胃经。清热，利咽，生津，解毒。用于咽喉肿痛、咳嗽、烦渴、鱼蟹中毒。

【用法用量】水煎服。4.5 ~ 9 克。

【应用注意】气虚或血亏，无寒湿实邪者忌服。

【常用单验方】

⑴ 急性扁桃体炎　青果 4 个，玄参 9 克，水煎代茶饮。

⑵ 咽喉炎　生青果（去核），鲜苇茎 30 克，水煎服。

⑶ 乙醇中毒　青果煮汁饮。

【食疗及药膳】

1. 青果粥

[原料组成] 青果 10 枚，大米 50 克。

[制法] 青果加水先煮，待水沸腾后取出青果，加大米煮粥食用。也可以将青果切成 4 份，煮粥至半熟时加入，粥成即可。

[服法] 温热食用。

[功用] 清热解毒，生津止渴，清肺利咽。适用于上呼吸道感染、咳嗽、咳痰、咽喉炎、咽喉肿痛，也可有助于治疗细菌性痢疾。

2. 青果玉竹百合汤

[原料组成] 青果 20 克，干百合 15 克，玉竹 9 克，白糖适量。

[制法] 青果洗净，削去皮，切成指甲片；净锅内放清水、干百合、玉竹，炖至熟烂，拣去玉竹，加入白糖、青果片，烧沸，起锅即成。

[服法] 常饮用。

[功用] 清热解毒，生津止渴，滋阴润肺，利咽止咳。

3. 青果梨羹

[原料组成] 青果 250 克，罐头梨块 300 克，白糖、大豆粉各适量。

[制法] 罐头梨块切成指甲片；青果洗净，削去皮，切成指甲片；净锅内放清水、白糖烧沸，放梨片、青果片、大豆粉，收汁成羹汤浓度，起锅即成。

[服法] 常饮用。

[功用] 生津止渴，润燥化痰，清热解毒。

【贴士】

1.青果果实自幼到熟仍然保持青色，正如《本草纲目》所说，"此果虽熟，其色亦青，故俗呼青果。"青果除供药用外，还大量作鲜果、凉果食用。

2.取生青果嚼汁吞咽，治鱼骨鲠喉，还可解饮酒后口渴；用生青果捣汁外敷，治凉疮。

3.青果可生食、入馔，制作蜜饯，榨油，制作甜馅、咸青果等。

4.广东民间习惯将生青果置于盛食盐的容器内常年腌着备用：遇喉咙痛则取此咸青果捣烂，水煎服；遇伤风感冒、鼻流清涕则取此咸青果和生葱白、生姜捣烂，以开水焗服，名曰青果茶。遇急性肠胃炎则取咸青果15克烧炭存性研末，用温开水送服。

桑椹

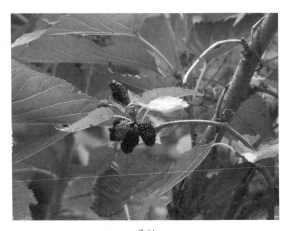

桑椹

【来　　源】本品为桑科植物桑的干燥果穗。

【产　　地】主产于江苏、浙江、湖南、四川、河北等地。

【性状及选购】本品为聚花果，由多数小瘦果集合而成，呈长圆形，长

1 ～ 2 厘米，直径 0.5 ～ 0.8 厘米。黄棕色、棕红色至暗紫色，有短果序梗。小瘦果卵圆形，稍扁，长约 2 毫米，宽约 1 毫米，外具肉质花被片 4 枚。气微，味微酸而甜。

均以果大、饱满、光亮、甜味浓、洁净者为佳。

【性味功效】味甘、酸，性寒。归心、肝、肾经。补血滋阴，生津润燥。用于眩晕耳鸣、心悸失眠、须发早白、津伤口渴、内热消渴、血虚便秘。

【有效成分】鲜桑椹中含有大量的水分（80% ～ 85%），此外还含转化糖、游离酸、维生素 B_1、维生素 B_2、维生素 C、粗纤维、蛋白质、胡萝卜素、芦丁、杨梅酮、桑色素、芸香苷、鞣质、花青素、挥发油、磷脂、矿物质等成分。

【药理作用】本品有调节免疫力、促进造血细胞生长、抗诱变、降血糖、降血脂、护肝等药理作用。

【用法用量】9 ～ 15 克。熬膏、生啖或浸酒。外用浸水洗。

【应用注意】脾胃虚寒腹泻者不宜服。

【常用单验方】

⑴ 自汗、盗汗　桑椹、五味子各 10 克，水煎服。

⑵ 失眠　桑椹 30 克，水煎，每晚临睡前服。

⑶ 消化不良、腹胀　桑椹 10 克，白术 6 克，水煎服。

⑷ 头目眩晕　桑椹、枸杞、红枣各等量，水煎，早晚各服 1 次。

⑸ 贫血　桑椹 60 克，龙眼肉 30 克，加水共煮后，稍凉加入蜂蜜适量，每次服 1 汤匙，每日服 2 次。

【食疗及药膳】

1.桑椹冰糖汤

[原料组成] 鲜熟桑椹 50 ～ 75 克，冰糖适量。

[制法] 将鲜熟桑椹用水洗净，加适量清水煎煮，再加入适量冰糖，文火煮 1 小时。此汤紫红酸甜。

[服法] 每日早晚各服 1 次，每次 20 毫升左右。

[功用] 有助于肝肾阴虚所致的精液稀少、神经衰弱等。

2.桑椹枸杞酒

[原料组成] 桑椹 50 克，枸杞子 50 克，白酒 500 毫升。

[制法] 将桑椹、枸杞子洗净晒干，放入白酒瓶中封口，浸泡 7 天后可服用。

[服法] 每次 10 ～ 20 毫升，每日 2 次。

[功用] 滋补肝肾。有助于肝肾虚弱之腰膝酸痛、头晕、耳鸣、目花、健忘等症的调养治疗。

3. 桑椹粥

[原料组成] 粳米 100 克，干桑椹、白糖各 30 克。

[制法] 将干桑椹用水浸泡半小时，去柄，洗净，把粳米放入清水中淘洗干净。锅置火上，放入清水适量，然后放入桑椹、粳米，先用大火烧开，再改为中小火熬至粳米开花、粥汁黏稠时，加入白糖，拌匀，片刻后离火即可食用，每日可食 1 次。

[服法] 佐餐服用。

[功用] 滋阴养血，益气和中。适用于妇女产后失血所致的贫血。

【趣话】

2000 多年前，桑椹已是中国皇帝御用的补品。无论是传统医学还是现代医学都视桑椹为防病保健之佳品。传说桑椹曾治好刘邦"长年头痛、头晕"的老毛病。

【贴士】

作为食品，桑椹鲜食，酸甜可口，生津止渴。除鲜食外，还可制作桑椹罐头、桑椹酒、桑椹膏、桑椹果冻、桑椹果汁饮料、桑椹酸乳、桑椹果酱，提取桑椹红色素等。

桑椹还可解酒：

① 桑椹洗净，酒后嚼食，能止渴生津、润肠通便，促乙醇排泄。

② 桑椹洗净绞汁后服用，适用于酒后口渴、烦热。有除热止渴、醒酒之功效。

③ 桑椹、五味子各 10 克，水煎服，适用于酒后吐泻、虚汗。

④ 桑叶 30 克，水煎服，适用于酒后心烦头晕，有强心利尿解酒作用。

阳春砂

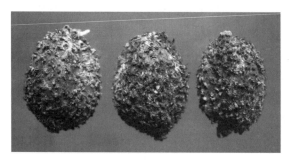

阳春砂

岭南药食两用中药

【来　　源】本品为姜科多年生草本植物砂仁或海南砂的成熟果实。

【别　　名】春砂、春砂仁。

【产　　地】砂仁主产于广东，历来以广东阳春产者著名，称阳春砂、春砂仁，广西亦产。海南砂主产于海南，均为栽培。

【性状及选购】阳春砂呈椭圆形或卵圆形，具不甚明显的三钝棱，长1.5～2.5厘米，直径1～2厘米。表面棕褐色或棕红色，密生短刺状突起，顶端有花柱残基，基部具果柄断痕，或连有总果柄。果皮薄，易纵向断裂。种子团呈圆形，分成3瓣，每瓣有种子6～15粒，枯结成块。种子呈不规则多角形，长0.25～0.4厘米，宽0.2～0.3厘米，深棕色，外具淡棕色膜质假种皮；种仁黄白色，油润。气芳香，味辛凉，微苦，性凉。

海南砂呈长椭圆形或卵圆形，具明显三棱，长1.5～2厘米，直径0.8～1.2厘米。表面被片状、分枝的短软刺。果皮厚而硬。种子团较小，每瓣有种子5～17粒，种子直径0.15～0.2厘米。气芳香，味辛性凉而辣。

【性味功用】味辛，性温，归脾、胃、肾经。化湿行气，温脾止泻，安胎。用于胸脘痞闷、脾胃虚寒、食积不消、呕吐泄泻、妊娠恶阻、胎动不安。盐砂仁多用于腹痛泄泻、小便频数。

【有效成分】含挥发油，油中含乙酸龙脑酯、樟脑、樟烯、柠檬烯、β-蒎烯、苦橙油醇等。另含黄酮类成分。

【药理作用】本品有刺激胃肠运动的作用，有助于胃肠积气的排泄。

【用法用量】3～6克，打碎煎服，后下。

【应用注意】阴虚有热者忌服。

【常用单验方】

(1) 呃逆　取砂仁2克，放入口中，慢慢细嚼。将嚼碎的药末随唾液咽下，每日嚼3次，病程短者一般2次可见效。

(2) 小儿食积　砂仁30克，鸡内金30克，大麦芽30克，共为细末；麦面适量，共同混匀和成面块，烙成焦馍，每张含药3～6克，每日食1～2张。

(3) 脾胃虚寒、胸痞呕吐　砂仁、木香各6克，茯苓、陈皮各9克，水煎服。

【食疗及药膳】

1. 砂仁鲫鱼汤

[原料组成] 鲫鱼1条 (约300克)，砂仁5克，油、盐各少许。

[制法] 鲫鱼去鳞、鳃及内脏，洗净沥干水；砂仁研末，与少许油、盐拌匀，塞入鱼腹内，用线缝合，放入炖盅内，加少许水，置锅内用文火隔水炖1小时，即可食用。

［功用］健脾开胃，利湿止呕，安胎利水。用于妊娠呕吐、食欲不振、神疲乏力、头晕目眩、胎动不安等。

2. 砂仁萝卜汁

［原料组成］生萝卜汁 60 克，砂仁 60 克。

［制法］用生萝卜汁 30 克，伴浸砂仁一宿，取出晒干再浸，共浸 7 次，研为末。

［服法］每服 3 克，每日 3 次，米汤调下。

［功用］和胃行气。适用于肝胃气滞型肝炎、肝硬化患者。

3. 砂仁炖牛肉

［原料组成］牛肉 1500 克，砂仁 5 克，桂皮 10 克，陈皮 5 克，葱、姜、胡椒粉、盐、酱油、醋、香油、卤汁各适量。

［制法］将陈皮、桂皮洗去浮灰、掰成小块，砂仁打破，然后一同装入纱布袋内备用；牛肉洗净，切成见方块，在开水锅中煮 5 分钟，焯去血沫，取出用冷水洗净。另起锅，放入牛肉块，加入卤汁，先用武火煮沸，撇去浮沫，加入葱、姜、胡椒粉、盐，投入药袋，改用文火炖牛肉至熟烂，捞出，控干水，晾凉；将熟牛肉块切成 3 ~ 5 毫米的薄片，装盘，淋上酱油、醋、香油即可。

［服法］佐餐食用，每日 1 ~ 2 次。

［功用］温中止痛，补益脾胃，强身健体。适用于脾胃虚寒、食欲不振者，或时常胃脘疼痛不适者。

【趣话】

阳春砂产于广东省阳春、高州、信宜、广宁、封开、新兴、佛冈等，尤以阳春产品质优最为著名。

【贴士】

缩砂仁为同属植物缩砂蜜的果实或种子团。主产于越南、缅甸、泰国、印度尼西亚等国，又称"进口砂仁""西砂仁"，现我国云南南部已有栽培，称"绿壳砂仁"。果实呈椭圆形或圆球形，黄棕色至棕色，密具片刺状突起。种子团类圆形，直径 0.8 ~ 1 厘米，表面暗棕色，外被白色粉霜，分 3 瓣，每瓣有种子 12 ~ 24 粒。功效同砂仁。

砂仁壳、砂仁花性味、功效与砂仁相同，但温性略减，力较薄弱。

益智仁

【来　　源】本品为姜科植物益智的干燥成熟果实。

【产　　地】产于海南、广东、广西，是四大南药之一。

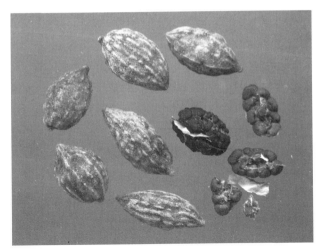

益智仁

【别　　名】"状元果""益智子""摘芋子"。

【性状及选购】呈纺锤形或椭圆形，两端略尖，长 1.2 ~ 2 厘米，直径 1 ~ 1.3 厘米。表面棕色或灰棕色，有 13 ~ 20 条断续的纵向突起棱线。顶端有花被残基，基部常残存果柄。果皮薄而稍韧，与种子紧贴。种子团被隔膜分成 3 瓣，每瓣有种子 6 ~ 11 粒。种子呈不规则扁圆形，略有钝棱，直径约 3 毫米，灰棕色至灰褐色，外被淡棕色膜质的假种皮；质硬，胚乳白色。香气特异，味辛、微苦。

以粒大、饱满、气味浓者为佳。

【性味功效】味辛，性温。归脾、肾经。温脾，补肾，摄唾，固精缩尿。用于脾虚腹痛、肾虚遗精、口涎过多、小便频数、尿有余沥。

【有效成分】含挥发油、黄酮类化合物及庚烷类衍生物，并含丰富的 B 族维生素及维生素 C，以及微量元素锰、锌等。

【药理作用】本品有强心、抗癌、抗过敏、抗衰老、镇静、镇痛等作用。

【用法用量】水煎服。常用量 3 ~ 10 克。

【应用注意】阴虚火旺及因热而致遗精、遗尿、崩漏者忌服。

【常用单验方】

(1) 小便自遗　益智仁 50 克，加酒、水煎煮后饮之。

(2) 老年人涎唾多而自流　益智仁 10 克，生晒参 6 克，水煎服。每日 1 剂，早、晚各 1 次。

(3) 老年人脾虚泄泻　益智仁 12 克，补骨脂 10 克，水煎服。每日 1 剂，早、晚各 1 次。

【食疗及药膳】

1. 益智仁粥

[原料组成] 益智仁 5 克，糯米 50 克，细盐少许。

[制法] 取益智仁，研为细末；将糯米加水 450 毫升，放入砂锅内煮成稀粥，然后调入益智仁末，加细盐少许，稍煮片刻，待粥稠停火。

[服法] 每日早晚餐温热服食。

[功用] 补肾助阳，固精缩尿。适用于妇女更年期综合征以及老年人脾肾阳虚、腹中冷痛、尿频、遗尿等。

[注意] 益智仁粥乃为温燥粥，凡属温热者或阴虚血热者忌服。

2. 益智粥

[原料组成] 益智仁 30 ~ 50 克，茯苓 30 ~ 50 克，大米 30 ~ 50 克。

[制法] 先把益智仁同茯苓烘干后，一并放入碾槽内研为细末；将大米淘净后煮成稀薄粥，待粥将熟时，每次调入药粉 3 ~ 5 克，稍煮即可；也可用米汤调药粉 3 ~ 5 克稍煮。

[服法] 每日早晚 2 次，每次趁热服食，连用 5 ~ 7 天。

[功用] 益脾，暖肾，固气。适用于小儿遗尿，也可用于小儿流涎。

3. 益智仁炖肉

[原料组成] 益智仁 50 克，牛肉或猪瘦肉 30 克，调料适量。

[制法] 将益智仁、牛肉或猪瘦肉同炖煮至肉熟，加调料即成。

[服法] 佐餐用。

[功用] 健胃益脾，补脑安神，益智。

【趣话】

宋·杨仁斋《直指方》云"古人进食药中，多用益智，土中益火也。"

晋代，端午节食品粽子的原料除糯米外，还添加中药益智仁，煮熟的粽子称"益智粽"。

薏苡仁

【来　　源】本品为禾本科植物薏米的干燥成熟种仁。

【别　　名】苡仁、草珠儿。

【产　　地】我国大部分地区均产，主产于福建、河北、辽宁等地。

【性状及选购】本品呈宽卵形或长椭圆形，长 4 ~ 8 毫米，宽 3 ~ 6 毫米。表面乳白色，光滑，偶有残存的黄褐色种皮。一端钝圆，另一端较宽而微凹，有

1淡棕色点状种脐。背面圆凸，腹面有 1 条较宽而深的纵沟。质坚实，断面白色，粉性。气微，味微甜。

以粒大充实、色白、无破碎者为佳。

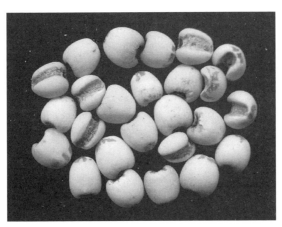

薏苡仁

【性味功效】味甘、淡，性凉。归脾、胃、肺经。健脾渗湿，除痹止泻，清热排脓。用于水肿、脚气、小便不利、湿痹拘挛、脾虚泄泻、肺痈、肠痈、扁平疣。

【有效成分】含薏苡仁油、薏苡仁脂、蛋白质、脂肪油、糖类、维生素 B_1、薏苡仁素、甾醇、薏苡仁多糖 A、薏苡仁多糖 B、薏苡仁多糖 C 等。

【药理作用】本品有抗癌、抗菌、兴奋子宫、抑制骨骼肌收缩、降血糖、解热、镇静、镇痛等作用。

【用法用量】9 ~ 30 克。清热利湿宜生用；健脾止泻宜炒用。本品力缓，用量宜大。除入汤剂、丸散剂外，亦可作粥食用，为食疗佳品。孕妇慎用。

【常用单验方】

(1) 中老年人腿抽筋　薏苡仁 50 克，加适量水煎汤，煮熟后每晚睡前食米饮汤，连服 5 ~ 7 天。

(2) 贫血　仙鹤草 120 克，薏苡仁 30 克，红枣 10 枚。水煎 2 次，混合后分上、下午服。每日 1 剂。

【食疗及药膳】

1. 薏苡仁芡实酒

[原料组成] 薏苡仁、芡实各 25 克，白酒 500 克。

[制法] 将薏苡仁、芡实除去杂质，淘洗干净，放入酒坛中，再将白酒倒入盛有薏苡仁、芡实的酒坛中，搅匀，加盖密封，经常摇动数下，浸泡 15 天即成。

83

[服法] 每日 2 次，每次饮服 10 ~ 15 毫升。

[功用] 健脾利湿，除痹缓急。适用于脾虚腹泻、肌肉酸重、关节疼痛、水肿、白带、肺痈、肠痈等症。

2. 薏苡仁粥

[原料组成] 薏苡仁 50 克，粳米 100 克。

[制法] 将薏苡仁、粳米淘洗干净，一同放入锅内，加满水，用旺火烧开，再转用小火熬煮成粥。

[服法] 早晚 2 次食用。

[功用] 祛风湿，消水肿，止痹痛。适用于食管癌患者的辅助食疗。

3. 薏苡仁茶

[原料组成] 薏苡仁 60 克，红枣 30 克，绿茶叶 3 克。

[制法] 先将绿茶叶用沸水冲泡 5 分钟，取汁；再将薏苡仁与红枣加水煮成粥状，兑入绿茶汁和匀。

[服法] 分 3 次代茶温饮。

[功用] 健脾利湿，解毒化浊，防癌抗癌。适用于胃癌、膀胱癌、肠癌等患者的辅助食疗。

【趣话】

薏苡仁，古称"薏苡"，早在神农尝百草时就发现了她，见她婀娜多娇的英姿，白圆如明珠的果实，微风吹拂中是那样姗姗可爱，神农氏就把她当成人了，因而动情地昵称她为"薏苡人"。

薏苡仁在我国栽培历史悠久，古籍《帝王世纪》中记载"有莘氏吞薏苡而生禹"，《逸周书》与《后汉书》中也分别载有"西戎献桴苡"和"曾饵薏苡实"的史实。薏苡仁的营养价值很高，在禾本科植物中居第一位，因而被誉为"世界禾本科植物之王"，在 1716 ~ 1735 年间传入日本，日本民间一直把它视为珍贵的保健滋补品。

据传慈禧常吃薏苡仁做的"八仙糕"养颜美容，乾隆常吃薏苡仁做的"八仙糕"获得长寿，薏苡仁早就被列为上品的延年益寿的仙丹。

【贴士】

几款薏苡仁的美颜食疗方

（1）青春痘　薏苡仁 50 克，洗净加水适量煮粥，粥将熟时加入白糖适量，煮熟，趁热顿食。

（2）黄褐斑　薏苡仁 50 克，莲子 80 克，龙眼肉 8 克，芡实 30 克，洗净入锅加水，用大火煮沸后，用微火煮 1 小时，调入蜂蜜适量。温热顿食，每日 1 次。

（3）扁平疣　薏苡仁 60 克，大米 60 克，共煮粥食。或用薏苡仁 100 克，研细末，用适量雪花膏调和，洗脸后用此霜涂擦患部，每日早晚各 1 次。

（4）美肤去皱、光泽皮肤　薏苡仁 20 克，百合 5 克，莲子 6 克，枸杞子、冬瓜仁、甜杏仁粉各 10 克，大米 100 克。将薏苡仁、莲子放碗内，加水适量，置锅中蒸熟，再与洗净的百合、枸杞子、大米同煮粥，粥熟后调入冬瓜仁、甜杏仁粉再煮即可。每日服 2 次，早晚空腹食用。

（5）减肥、降脂、瘦身　薏苡仁 20 克，桑叶 10 克，龙眼肉 15 克，加入适量开水冲泡代茶饮，每日早饭前与夜睡前各饮用 1 杯。

第四章

根与根茎类

百合

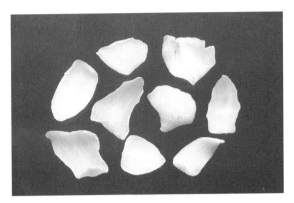

百合

【来　　源】本品为百合科植物卷丹、百合或细叶百合的干燥肉质鳞茎。

【别　　名】喇叭花、六瓣花、卷丹、蒜脑薯等。

【产　　地】主产于江苏宜兴，甘肃兰州，湖南邵阳等地。

【性状及选购】本品呈长椭圆形，长2～5厘米，宽1～2厘米，中部厚1.3～4毫米。表面黄白色至淡棕黄色或微带紫色，有数条纵直平行的白色维管束。顶端稍尖，基部较宽，边缘薄，微波状，略向内弯曲。质硬而脆，断面较平坦，角质样。无臭，气微，味微苦。

以瓣匀肉厚、色黄白、质坚、筋少者为佳。

【性味功用】味甘，性寒。归心、肺经。养阴润肺，清心安神。主治阴虚久咳，痰中带血，热病后期，余热未清，或情志不遂所致的虚烦惊悸、失眠多梦、精神恍惚，痈肿、湿疮。现代可用于治疗萎缩性胃炎等。

【有效成分】含秋水仙碱等多种生物碱。尚含淀粉、蛋白质、脂肪、氨基酸、糖、钙、磷、铁等。

【药理作用】本品水提液具有强壮、耐缺氧、镇静和抗过敏作用。此外还有镇咳、平喘、祛痰、抗应激性损伤作用等。

【用法用量】煎服，10～30克。清心宜生用，润肺蜜炙用。外用捣敷。

【应用注意】风寒痰嗽、中寒便滑者忌服。百合含秋水仙碱等成分。秋水仙碱在体内经氧化转变为氧化二秋水仙碱，有毒。另有服食百合可引起心烦心悸、面色潮红、坐卧不安、全身有蚁行感，以头部为甚的过敏反应的报道，大量服食时宜慎。

【常用单验方】

（1）肺病咳嗽咯血　鲜百合2～3个，洗净、捣烂、取汁，以温开水和服，每日 2 次。

(2) 小儿头面湿疮　干野百合研成细粉，以麻油或菜油调涂。

(3) 神经衰弱，睡眠不宁　生百合 20 ～ 90 克，蜂蜜 2 匙，拌和蒸熟，临睡前适量食之。

【食疗及药膳】

1. 百合糯米杏仁粥

[原料组成] 糯米 100 克，百合 300 克，甜杏仁 20 克。

[制法] 将几味洗净同煮为粥，待温即可食之。

[服法] 每日服食 1 次，不限疗程。

[功用] 补肺阴不足，化痰止咳。适用于慢性咳嗽，或慢性支气管炎属气阴不足咳嗽有痰者。

2. 百合子参银耳汤

[原料组成] 百合 15 克，太子参 15 克，白木耳 12 克。

[制法] 3 味共煎，两煎合为 1 剂。

[服法] 每日饮服 1 剂。

[功用] 滋阴益气。适用于肺胃气不足的咳嗽、少气、口干，亦可用于气阴虚者的补益。

3. 百合冬瓜汤

[原料组成] 百合 50 克，鲜冬瓜 100 克，蛋清 1 个，盐、味精、荤油各少许。

[制法] 先将百合与鲜冬瓜入沸水，水开后再把蛋清入锅，然后加盐、味精和荤油即可。

[服法] 顿服。

[功用] 清热，消暑。适用于大便秘结、小便赤热的老年人。

【趣话】

百合花由于其外表高雅纯洁，素有"云裳仙子"之称。百合的鳞茎由鳞片抱合而成，又有"百年好合""百事合意"之意，中国人自古视之为婚礼必不可少的吉祥花卉。

宋代诗人韩维有《百合花》诗：

真葩固自异，美艳照华馆。

叶间鹅翅黄，蕊极银丝满。

并萼虽可佳，幽根独无伴。

才思美游蜂，低飞时款款。

板蓝根

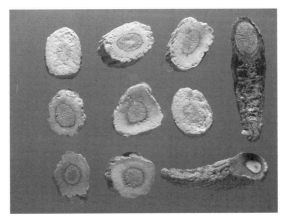

板蓝根

【来　　源】本品为十字花科植物菘蓝的干燥根。秋季采挖，除去泥沙，晒干。

【别　　名】靛青根、蓝靛根。

【产　　地】主产于河北、黑龙江、河南、江苏、甘肃等地。

【性状及选购】本品呈圆柱形，稍扭曲，长 10 ～ 20 厘米，直径 0.5 ～ 1 厘米。表面淡灰黄色或淡棕黄色，有纵皱纹及支根痕，皮孔横长。根头略膨大，可见暗绿色或暗棕色轮状排列的叶柄残基和密集的疣状突起。体实，质略软，断面皮部黄白色，木部黄色。气微，味微甜后苦涩。

以根平直粗壮、坚实、粉性大者为佳。

【性味功用】味苦，性寒。归心、胃经。清热解毒，凉血利咽。用于温毒发斑、舌绛紫暗、痄腮、喉痹、烂喉丹痧、大头瘟疫、丹毒、痈肿。

【有效成分】含靛蓝、靛玉红、β- 谷甾醇、γ- 谷甾醇以及多种氨基酸。

【药理作用】本品有抗菌抗病毒、抗钩端螺旋体、解毒作用。

【用法用量】水煎服。9 ～ 15 克。

【常用单验方】

⑴ 流行性感冒　板蓝根 20 克，羌活 10 克。煎汤，1 日 2 次分服，连服 2 ～ 3 日。

⑵ 流行性乙型脑炎　板蓝根 20 克，水煎服，每日 1 剂，连服 5 天。

【食疗及药膳】

夏枯草板蓝根糖饮

［原料组成］夏枯草 15 克，板蓝根 20 克，生甘草 2 克，冰糖 20 克。

［制法］将夏枯草、板蓝根、生甘草分别拣杂，洗净；板蓝根、生甘草分别切成片，与切碎的夏枯草同放入砂锅，加水浸泡片刻，煎煮30分钟，用洁净纱布过滤，取汁放入容器，趁热调入研成细末的冰糖粉，溶化后拌匀即成。

［服法］早晚2次分服。

［功用］对肝火型中老年带状疱疹尤为适宜。

高良姜

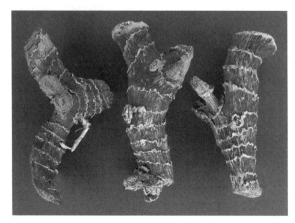

高良姜

【来　　源】本品为姜科植物高良姜的干燥根茎。

【别　　名】风姜、小良姜。

【产　　地】主产于广东、广西等省（区）。

【性状及选购】本品呈圆柱形，多弯曲，有分枝，长5～10厘米，直径1～1.5厘米。表面棕红色至暗褐色，有细密的纵皱纹及灰棕色的波状环节，节间长0.5～1厘米，可见圆形的根痕。质坚韧，不易折断，断面纤维性，灰棕色或红棕色，中心环（内皮层）明显。气芳香，味辛辣。

以粗壮、坚实、色红棕、气香味辣者为佳。

【性味功用】味辛，性热。归脾、胃经。温胃散寒，消食止痛。用于脘腹冷痛、胃寒呕吐、嗳气吞酸。

【有效成分】含挥发油，油中成分为蒎、烯、桉油精及桂皮酸甲酯、高良姜酚。此外尚含黄酮类成分，如高良姜黄素、山柰黄素、槲皮黄素等。

【药理作用】本品对炭疽杆菌、溶血性链球菌、白喉及类白喉杆菌、肺炎球菌、葡萄球菌（金黄色、柠檬色、白色）、枯草杆菌等皆有不同程度的抗菌作用。

还有抗溃疡、利胆、抑制胃肠运动和止泻作用。对心绞痛发作可快速止痛，并可改善微循环，提高动物耐缺氧和耐寒能力。

【用法用量】水煎服。3～6克。

【应用注意】阴虚有热者忌服。

【常用单验方】

胃痛　高良姜30克，制香附30克，延胡索30克，乌贼骨10克。上药研末，每次3克，饭前温开水送服。

【食疗及药膳】

1. 香附良姜鸡肉汤

[原料组成] 鸡肉250克，香附12克，高良姜15克，红枣5枚。

[制法] 鸡肉洗净，去肥油斩件，用开水焯过，沥干水；香附、高良姜、红枣（去核）洗净，与鸡肉件一起放入砂煲内，加清水适量，武火煮沸后，改用文火煲2小时，调味。

[服法] 随量食用。

[功用] 行气疏肝，祛寒止痛。用于溃疡病属肝气犯胃或寒邪犯胃者。症见胃脘胀痛，时发时止，痛连胸胁，呕吐，口淡食少。

2. 高良姜粥

[原料组成] 高良姜30克，粳米50克。

[制法] 将高良盖放砂罐内，加适量水，煎取药汁。用药汁和粳米煮粥。

[服法] 每日1次，空腹食，连服3～7天。

[功用] 温胃止痛。适用于虚寒胃痛者。

[注意] 胃热疼痛者忌服。

3. 良姜酒

[原料组成] 高良姜70克，黄酒200毫升。

[制法] 高良姜，火炙令焦香，打破，加黄酒，煮三四沸。

[服法] 日常顿服。

[功用] 适用于治疗霍乱吐痢腹痛。

4. 良姜胡椒猪肚汤

[原料组成] 高良姜10克，胡椒10克，猪肚1个（约500克），盐适量。

[制法] 高良姜切细片；胡椒研碎；猪肚去脂膜洗干净；将胡椒、高良姜纳入猪肚内，扎紧两端，加适量清水，先用武火煮沸后，再以文火炖至熟烂，和盐调味。

[服法] 饮汤吃猪肚。

[功用] 温中散寒，健脾止痛。

牛大力

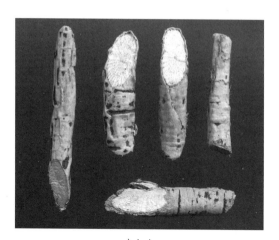

牛大力

【来　　源】本品为豆科植物美丽崖豆藤的干燥根。

【别　　名】甜牛大力、山葛、山莲藕、大力薯。

【产　　地】主产于广东、广西、江西等地。

【采收加工】全年可采收，以秋季采挖者质较佳。挖取根部，除去芦头及细根，洗净，大个的趁鲜纵向切厚片或斩为短段，晒干。

【性状及选购】呈纺锤形或圆柱形，有的2～3个成串珠状，长4～8厘米，宽处直径2～3厘米。表皮土黄色，稍粗糙，有环状横纹（略似葛根外皮）。

质坚实，不易折断。切成短段或片块的长2～3厘米。横切面皮部类白色，向内有一圈不甚明显的环纹，嫩根中间白色至黄白色，具粉性。老根及直根多为圆柱形，近木质化，质坚硬。气微，味微甜。

以根粗、纺锤形、切面白色、粉性足者为佳。

【主要成分】含香豆精、酚类及氨基酸等。

【药理作用】本品有提高免疫力、止咳作用。

【性味功用】味甘，性平。归肺、脾、肾经。补脾润肺，舒筋活络。用于病后体弱、阴虚咳嗽、腰肌劳损、风湿痹痛；近有用于肺结核咳嗽者。

【用法用量】15～30克，水煎服。

【常用单验方】

(1) 脊髓灰质炎后遗症　牛大力、大叶千斤拔各30克，水煎服，每日1剂。

(2) 风湿关节疼痛　益母草30克，牛大力50克，鸡血藤20克。水煎服，每日3次。

【食疗及药膳】

1. 牛大力杜仲猪骨汤

[原料组成] 鲜牛大力100克，杜仲10克，猪骨500克，红枣（去核）8枚，调料适量。

[制法] 将鲜牛大力浸洗，切段；猪骨出水；杜仲、红枣浸洗。将全部材料放入瓦煲内，加水煲约3个小时，调味即可饮用。

[服法] 去渣饮汤。

[功用] 补肝肾，强筋骨，补脾益气。

2. 牛大力千斤拔猪骨汤

[原料组成] 鲜牛大力100克，千斤拔50克，猪骨500克，蜜枣2枚，调料适量。

[制法] 将猪骨洗净，出水；鲜牛大力切成小段，与千斤拔、蜜枣同浸洗。将全部材料放入瓦煲内，加水煲约3个小时，调味即成。

[服法] 去渣饮汤。

[功用] 滋补肝肾，强壮筋骨。

3. 牛大力五指毛桃汤

[原料组成] 鲜牛大力100克，五指毛桃50克，无花果3枚，瘦肉250克，调料适量。

[制法] 将鲜牛大力、五指毛桃、无花果分别浸洗干净；瘦肉切片出水。将全部材料加水煲约3个小时即成。

［服法］去渣饮汤。

［功用］润肺，止咳，强筋活络。

【贴士】

1.苦牛大力，又称大力牛，为同属植物绿花崖豆藤的干燥块根，其性状略似牛大力，但不呈数个纺锤形连珠状，表面具细纵皱，味苦。该品功能凉血散瘀、祛风消肿，应与牛大力区别使用。

2.黄飞鸿"宝芝林"医馆伤科跌打药酒原方：牛大力1两、千斤拔1两、半枫荷1两、宽根藤1两、田七5钱、金耳环5钱，浸酒1斤5两，15天后可用。

【趣闻】

"牛大力"有一段历史典故。清朝年间，广东恩平有位知县得了大病，病好后身体仍然十分虚弱。一位恩平大夫挖回野生"牛大力"煲汤给他饮用。饮了半个月后，只见他满面红光，精神焕发，因此至今人们都视"牛大力"为高级补品。"牛大力"又称山莲藕、大力树，恩平人俗称为土人参，属于野生，难以移植栽培。

土茯苓

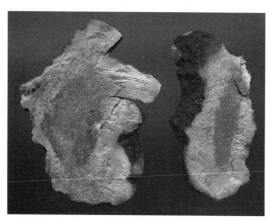

土茯苓片

【来　　源】本品为百合科植物光叶菝葜的干燥根茎。

【别　　名】冷饭团、硬饭头、红土苓。

【产　　地】主产于广东、湖南、湖北、四川等地。

【性状及选购】本品略呈圆柱形，稍扁或呈不规则条块，有结节伏隆起，具短分枝，长 5～22 厘米，直径 2～5 厘米。表面黄棕色或灰褐色，凹凸不平，有坚硬的须根残基，分枝顶端有圆形芽痕，有的外皮现不规则裂纹，并有残留的鳞叶；质坚硬。切片呈长圆形或不规则，厚 1～5 毫米，边缘不整齐；切面类白色至淡红棕色，粉性，可见点状维管束及多数小亮点；质略韧，折断时有粉尘飞扬，以水湿润后有黏滑感。无臭，味微甘、涩。

以个大、质重、黄棕色、无刺、少须根者为佳。切片以质坚、片形整齐、淡黄棕色、略有粉性、见水有光滑感者为佳。

【性味功用】味甘、淡，性平。归肝、肾、脾、胃经。清热除湿，解毒，通利关节。用于湿热淋浊，带下，泄泻，脚气，痈肿，瘰疬，疮疥癣，梅毒及汞中毒所致的肢体拘挛、筋骨疼痛。

【有效成分】含落新妇苷、异黄杞苷、胡萝卜苷、鞣质及多糖等。

【药理作用】本品有抗肿瘤、抑制炎症及细胞免疫、抗菌、解棉酚毒、解汞中毒等作用。

【用法用量】水煎服。15～60 克。

【应用注意】服药时忌饮茶。

【常用单验方】

急性乳腺炎　土茯苓 60 克，皂角刺 12 克，苦参 10 克。水煎服。

【食疗及药膳】

1. 土茯苓猪骨汤

［原料组成］猪脊骨 500 克，土茯苓 50～100 克。

［制法］将猪脊骨加适量水熬成 3 碗，去骨及浮油，入土茯苓，再煎至 2 碗即成。

［服法］分 2 次服完，每日服 1 剂。

［功用］健脾利湿，补阴益髓。有助于糖尿病患者。

2. 土茯苓绿豆老鸭汤

［原料组成］绿豆 200 克，老鸭 1 只，土茯苓 40 克，油、盐酌量。

［制法］将老鸭洗净，去除内脏；绿豆浸洗干净后连同老鸭、土茯苓一起放入煲内，用清水 5 碗，约煮 4 小时，调味即可。

［功用］清热气，解湿毒。适用于面瘰和水痘。

3. 龟苓汤

［原料组成］乌龟 1 只（人工养殖，约 250 克），土茯苓 30 克，茯苓 30 克，盐或糖适量。

［制法］将龟去内脏洗净；鲜土茯苓洗净、切片；茯苓打碎。将 3 种物料同

放入砂锅中，加适量清水熬 4 小时，去渣，加盐或糖调味，即可食用。

[服法] 佐餐服用。

[功用] 滋阴，清热，祛湿毒。常饮龟苓汤，对皮肤疖疮、慢性湿疹有辅助治疗的作用。小儿饮用此汤，可预防和减轻生痱子、疖疮。

4.鲜土茯苓煲猪肉汤

[原料组成] 鲜土茯苓（菜市场有售）200 克，猪展肉 500 克，生姜 1～2 片，食盐、生油各适量。

[制法] 将鲜土茯苓洗净，切片状；猪展肉洗净，整块不必刀切。将鲜土茯苓块，猪展肉与生姜片一起放进瓦煲内，加入清水 3000 毫升（约 12 碗水量），武火煲沸后，改为文火煲约 2 个半小时，调入适量食盐和生油便可。

[服法] 吃肉喝汤。

[功用] 祛湿困，利筋骨，健脾益胃。不燥不凉，男女老少皆宜。

五指毛桃

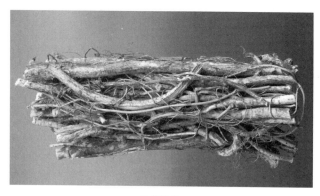

五指毛桃

【来　　源】本品为桑科植物粗叶榕的干燥根。加工全年可采收。挖取根部，洗净，除去细根，斩短段或切片，晒干。

【别　　名】五爪毛桃、五爪牛奶、土黄芪、南芪等。

【产　　地】广东、福建、海南、广西、贵州、云南等地。

【性状及选购】呈圆柱形短段或片状，段长 2～4 厘米，直径 1～4 厘米，片厚 1～1.5 厘米。表面灰黄色或黄棕色，有红棕色斑纹及细密纵皱，可见横向皮孔。质坚硬，不易折断。横切面皮部薄而韧，易剥离，富纤维性，似麻皮样；木部宽大，淡黄白色，有较密的同心性环纹。纵切面木纹顺直。气微香，味微甘。

以条大均匀、不带茎枝者为佳。

【主要成分】含氨基酸、糖类、甾体、香豆精等。

【药理作用】本品有镇咳、抑菌作用。

【性味功用】味甘，性平。归肺、脾、肝经。益气健脾，祛痰平喘，行气化湿，舒筋活络。用于肺虚痰喘咳嗽，脾胃气虚之肢倦无力，食少腹胀，脾虚水肿，带下，风湿痹痛，腰腿痛；近有用于慢性肝炎、肝硬化腹水者。

【用法用量】15～30克，水煎服。

【常用单验方】

(1) 产后无乳　五指毛桃100克，炖猪脚服。

(2) 治风湿关节痛　五爪毛桃60克，猪脚、米酒各适量，水炖服。

【食疗及药膳】

1. 五指毛桃汤

[原料组成] 五指毛桃200克，排骨两条，姜两片，盐适量。

[制法] 将五指毛桃洗净，放水中泡15分钟；排骨洗干净过沸水。材料放瓦煲内，先用大火烧开，再用小火煲两小时，放盐调味即可。

[服法] 去渣饮汤吃肉。

[功用] 平肝明目，滋阴降火。

2. 毛桃老鸡汤

[原料组成] 五指毛桃100克，老鸡750克左右，薏苡仁80克，姜一片，或加一块猪肘肉，盐适量。

[制法] 将五指毛桃洗干净，再用清水浸泡30分钟；将已经干净的五指毛桃先放入汤煲加适量的水，滚至30分钟后；再加入飞水的鸡肉，用文火慢慢煲3小时后，五指毛桃香气满溢，加适量的盐即可享用。

[服法] 去渣饮汤吃肉。

[功用] 具有健脾祛湿、益气生津、行气化痰、舒筋活络等作用。用于肺结核咳嗽、慢性支气管炎、风湿性关节炎、腰腿疼痛、脾虚浮肿、病后盗汗等。

3. 五指毛桃、土茯苓煲龙骨

[原料组成] 五指毛桃约15克，土茯苓10克，猪龙骨（或猪尾骨）500克。

[制法] 将猪龙骨洗净用开水煮一下（去血水）；五指毛桃、土茯苓用清水洗净；所有材料放入煲中，用大火煲开，再用小火煲2.5小时，调味即可。

[服法] 去渣饮汤。

[功用] 清热祛湿，清肝润肺。

【贴士】

五指毛桃属桑科植物，因其叶子长得像五指，而且叶片长有细毛，果实成熟时像毛桃而得名，气味辛甘，性质温和，香气四溢，一般采集后晾干，食用时先取小部分用清水洗净，用冷水再浸15分钟即可以与猪排骨、鸽子等煲汤，用小火慢煲，时间越长越好，使用明火，效果更佳，煲出的汤有椰奶香味。

客家人自古以来，有采挖五指毛桃根用来煲鸡、煲猪骨、煲猪脚汤作为保健汤饮用的习惯。用五指毛桃煲鸡、煲猪骨汤，其味道鲜美、气味芳香、营养丰富，具有很好的保健作用。特别是对支气管炎、气虚、食欲不振、贫血、胃痛、慢性胃炎及产后少乳等病症都有一定的作用。

第五章

全草类

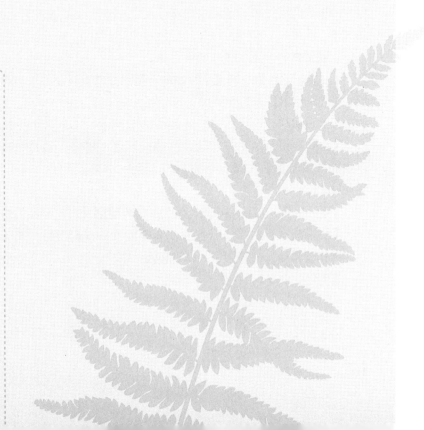

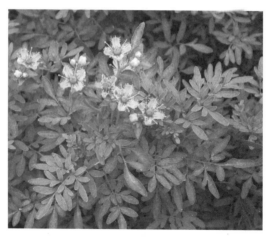

芸香原植物

【来　　源】本品为芸香科植物芸香的干燥全草或茎叶。

【别　　名】芸香草、狗屎灵香。

【产　　地】我国南部多数地区。

【性状及选购】分枝多；叶深裂或二至二回羽状复叶，长 6 ～ 12 厘米，末回小叶或裂片倒卵状矩圆形或匙形，长 0.6 ～ 2 厘米，顶端急尖或圆钝，基部楔形，全缘或微有钝齿。茎叶表面粉白色或灰绿色，可见细腺点。揉之有强烈的刺激气味，味微苦。

以枝幼嫩、叶多、色灰绿者为佳。

【主要成分】含生物碱、挥发油、黄酮类芸香苷及香豆精类等。

【药理作用】本品有抗菌、抗炎、兴奋子宫、解痉作用，对皮肤可引起光过敏，可治白癜风；解痉效力与罂粟碱相当。

【性味功用】味辛、微苦，性寒。归脾、胃经。清热解毒，清暑祛湿，凉血散痰。用于感冒发热、热毒疮疡、湿疹皮炎。外用治虫蛇咬伤、跌打损伤、疮痈肿毒。

【用法用量】12 ～ 30 克，水煎服。外用适量，以鲜品捣烂敷用处。

【使用注意】本品所含挥发油有难闻气味和刺激性，用于皮肤可引起烧灼感、发红或起疱，内服则引起剧烈胃痛、呕吐、衰竭、意识模糊、抽搐等。

【常用单验方】

（1）鼻血　臭草叶捣烂，塞鼻孔。

（2）泄泻及小便不通　臭草叶，或生食或煮食之。

（3）腹内蛔虫　清油煎臭草叶，捣烂敷脐上。

【食疗及药膳】

臭草煲绿豆沙

［原料组成］绿豆 300 克，臭草 30 克，陈皮 5 克，红糖适量。

［制法］绿豆泡软后，和其他材料一起煲至绿豆起沙即可。

［服法］佐餐用或随量用。

［功用］清热解毒，消暑止渴。体质寒凉者及孕妇慎用。

【贴士】

用鲜臭草同绿豆、大米、红糖煲粥食用，可消暑散热，解疮疖热毒。广东民间在夏暑季节每用以作清凉饮料，故臭草在民间庭园多有栽培。

地胆头

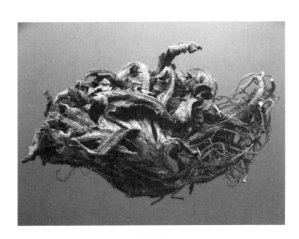

地胆头

【来　　源】本品为菊科植物地胆头的干燥全草。

【别　　名】苦地胆根、磨地胆、天芥菜、土柴胡、草鞋底、牛托鼻、土蒲公英、铺地娘。

【产　　地】主要分布于我国东南至西南部各省区。

【性状及选购】根状茎长仅 1 ~ 2 厘米，下端丛生多数黄色须根。叶多为基生，近无柄，叶片纸质，皱缩，匙形或长圆状倒披针形，长通常 8 ~ 12 厘米或过之，灰绿色，疏被白色长硬毛，边缘具疏齿或近全缘。花茎自叶丛中抽出，高出叶丛之上，直而硬，稍扁，长达 25 厘米，被硬毛，断面中空；茎生叶极少。

头状花序顶生于花茎，花冠多脱落。

以叶多、色灰绿、无花者为佳。

【性味功用】味苦，性寒。归肺、肝经。清热解毒，利尿消肿。用于感冒、鼻衄、黄疸、肠胃炎、咽喉炎、肾炎。外用治湿疹、疔疮、蛇虫咬伤。

【有效成分】含地胆头内酯、羽扇豆醇、豆甾醇等。

【药理作用】本品对金黄色葡萄球菌、大肠杆菌、绿脓杆菌、伤寒杆菌、痢疾杆菌等有抑菌作用，并有抗肿瘤作用及对白细胞有明显的抑制作用。

【用法用量】水煎服。常用量 10 ~ 15 克。

【应用注意】孕妇忌服。

【常用单验方】

⑴ 暑热　地胆头、白豆（眉豆）、红糖适量，水煎服。

⑵ 风湿头痛　地胆头 15 ~ 30 克。水煎服。

⑶ 乳腺炎　地胆头根捣烂冲酒敷患处，又可煎水冲酒服。

⑷ 跌打损伤　地胆头 15 ~ 30 克，酒水煎服。

【食疗及药膳】

1. 地胆头炖老鸽

［原料组成］地胆头 20 克，猪肉 50 克，老鸽 1 只，姜 1 片，蜜枣 1 粒，食盐适量。

［制法］将老鸽、猪肉分别洗干净，切好待用；把老鸽、地胆头、猪肉、姜片、蜜枣一起放进炖盅/煲内，待煮好后加入食盐调味即可。

［功用］清热泻火，解毒。

2. 地胆头瘦肉汤

［原料组成］地胆头 24 克，猪瘦肉 90 克，油、盐各适量。

［制法］洗净地胆头；猪瘦肉洗净拭干水，切成块。煲内注入 4 碗清水，放入地胆头和猪瘦肉块，用大火煮沸后，转小火慢煮 1 小时，直至汤汁熬成两碗，加适量油、盐调味即可。

［功用］清热解毒，祛暑生津。

【贴士】

地胆头全草及同属植物白花地胆草的全草均可作苦地胆使用。有凉血、清热、利水、解毒之功，常用治鼻衄、黄疸、淋病、脚气、水肿、痈肿、疔疮、蛇虫咬伤等。鲜品效佳，如用于治指疔、乳痈：鲜地胆头全草适量，酌加甜酒酿糟同捣烂，敷于患处。

狗肝菜

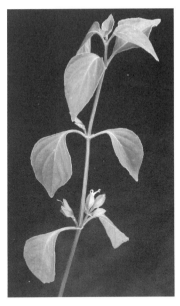

狗肝菜原植物

【来　　源】本品为爵床科植物狗肝菜的干燥全草。

【产　　地】主产于福建、广东、广西等地。

【别　　名】青蛇、路边青、麦穗红、青蛇仔、羊肝菜。

【性状及选购】本品长 30 ~ 80 厘米，黄绿色。须根纤细。茎多分枝，呈不规则折曲状，节部膨大，表面具 6 条钝棱，呈膝状。单叶对生，多皱缩或破碎，完整叶片展平后呈卵状椭圆形，长 2 ~ 7 厘米，宽 2 ~ 4 厘米；顶端急尖至渐尖，全缘，基部楔形。上表面叶脉有柔毛；下表面叶脉柔毛较少。叶柄面浅槽内被短柔毛。有的带花，有数个头状花序组成的聚伞花序生于叶腋，叶状苞片一大一小，倒卵状椭圆形，花二唇形。蒴果卵形。种子扁圆形，褐色，表面有小疣点。气微，味淡、微甘。

以枝茎嫩、叶多、色绿者为佳。

【性味功效】味甘、苦，性微寒。归肝、小肠经。清热解毒，凉血止血，生津利尿。用于治疗感冒发热、热病发斑、小便不利、暑热烦渴、便血、溺血、肿毒疔疮。

【有效成分】含有机酸、氨基酸、糖类。

【药理作用】本品有解热、止血、保肝等作用，并能抑制金黄色葡萄球菌、溶血性链球菌。

【用法用量】内服：煎汤，30～60克；或鲜品捣汁。外用：适量，鲜品捣敷；或煎汤洗。

【使用注意】脾胃虚寒者慎服。

【常用单验方】

(1) 尿血　狗肝菜90～120克，马齿苋90～120克。煎2小时，加食盐适量服。

(2) 痢疾　狗肝菜、马齿苋各50克，败酱草30克，水煎服3剂。寒痢加党参、干姜。

(3) 乳糜尿　鲜狗肝菜、马齿苋各60～120克。煎水加食盐适量内服。

(4) 带状疱疹　鲜狗肝菜100克，食盐少许，加洗米水，捣烂绞汁或调雄黄末涂患处。

【食疗及药膳】

1. 狗肝菜鱼片汤

[原料组成] 鲜狗肝菜75克，鲩鱼肉250克，调味品适量。

[制法] 将鲜狗肝菜洗净，切段；鲩鱼肉切薄片；烧热水，投入狗肝菜段及鲩鱼片，滚10分钟左右调味即成。

[服法] 佐餐适量服用。

[功用] 发汗解表，清热解毒。适用于风热感冒。

2. 狗肝菜鸭肝汤

[原料组成] 鲜狗肝菜75～120克，鸭肝100克（1～2具）（猪肝、羊肝或鸡肝亦可），调味品适量。

[制法] 将鲜狗肝菜洗净后与鸭肝同加清水煮熟，用调味品调味。

[服法] 佐餐服用。

[功用] 清热凉血，疏肝散火。适用于肝热目赤。

3. 狗肝菜黄豆猪骨汤

[原料组成] 鲜狗肝菜75克，黄豆75克，猪骨600克，蜜枣3枚，调味品适量。

[制法] 将狗肝菜洗净，切段；猪骨出水；黄豆、蜜枣分别洗净。将全部材料放入瓦煲内，加水煮约3小时，调味即成。

[服法] 佐餐服用。

[功用] 清热解毒，消炎，祛风，清骨火。适用于阴虚火盛所致骨热内痛。

4. 狗肝菜夏枯草汤

[原料组成] 狗肝菜（鲜品）250克，夏枯草30克，蜜枣、冰糖各适量。

[制法] 将狗肝菜、夏枯草、蜜枣洗净，放入锅内，加清水适量，用武火煮

沸后，以文火煲 1 小时左右，入冰糖调服。每日 3 ~ 4 次，每次 1 杯。

[服法] 佐餐服用。

[功用] 清肝热，散肝火。适用于高血压，或肝火郁结之头痛头眩、烦躁易怒、目赤肿痛，或热性病（肝经风热）之发热头痛、咽痛咽干、耳聋耳肿等。

鸡骨草

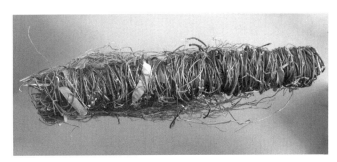

鸡骨草

【来　　源】本品为豆科植物广州相思子的干燥全株。除去荚果（种子有毒）。

【别　　名】黄食草、细叶鸡骨草。

【产　　地】主产于广东、广西等地。

【性状及选购】全草缠绕成扎。根多呈圆锥形，上粗下细，有分枝，长短不一，直径 0.5 ~ 1.5 厘米；表面灰棕色，粗糙，有细纵纹，支根极细，有的断落或留有残基；质硬。茎丛生，长 50 ~ 100 厘米，直径约 0.2 厘米；表面灰棕色至紫褐色，老枝无毛，小枝纤细，疏被短柔毛。偶数羽状复叶互生，小叶 8 ~ 11 对，青绿色，多脱落，小叶矩圆形，长 0.8 ~ 1.2 厘米，先端平截，有小突尖，下表面被伏毛。气微香，味微苦。

以主根粗壮结节、质坚硬、茎纤细光滑、灰棕色、不带荚果者为佳。

【主要成分】含相思子碱、甾醇化合物、黄酮类等。

【药理作用】本品有抑菌、抗炎作用，可增强免疫力。

【性味功用】味甘、淡，性微寒。归肝、脾、膀胱经。清热利湿，疏肝散瘀。用于湿热黄疸、膀胱湿热之小便刺痛、风湿骨痛；近常用于治疗黄疸型肝炎。

【用法用量】15 ~ 30 克，水煎服。

【使用注意】本品种子有大毒，需将豆荚全部去除，以免中毒。

【常用单验方】

(1) 急慢性肝炎　鸡骨草 50 克，水煎服。

(2) 酒精性肝硬化　鸡骨草 30 克，丹参 15 克，水煎服。

(3) 湿热黄疸　火炭母 30 克，鸡骨草 30 克，水煎服。

【食疗及药膳】

1. 鸡蛋鸡骨草汤

[原料组成] 鸡蛋 2 个，鸡骨草 30 克，山栀根 30 克，猪瘦肉 50 克。

[制法] 数味共煮，蛋熟后去壳再煮 1 小时。

[服法] 取汤饮之，食肉、蛋。

[功用] 养肝阴，清肝热。用于治慢性肝炎具有肝区痛、烦热、尿黄、疲倦者。

2. 鸡骨草煲田螺

[原料组成] 鸡骨草 60 克，田螺 400 克，盐、油各适量。

[制法] 先用清水养田螺 1～2 天，勤换水去除污泥。去掉田螺壳尖；鸡骨草洗净。砂锅中放适量清水，将田螺与鸡骨草一起煲，先用武火煮沸，然后用文火煲 1 小时，加盐、油调味即可。

[服法] 喝汤吃螺。

[功用] 清热利湿。适宜于急性肝炎。

3. 鸡骨草煲猪横脷

[原料组成] 鸡骨草 30～60 克，黄豆 50 克，猪横脷两条，猪蹄肉 300 克，生姜 2～3 片，食盐适量，生油少许。

[制法] 将鸡骨草、黄豆分别洗净、浸泡；猪横脷洗净，用刀尖挑去白脂。将上述材料与猪蹄肉、生姜一起放进瓦煲内，加入清水 3000 毫升（约 12 碗水量），用武火煲沸后改为文火煲 3 个小时，调入适量的食盐和少许生油便可。

[服法] 喝汤，可将猪横脷、猪蹄肉、黄豆捞起拌入酱油佐餐用。

[功用] 清热，利湿，疏肝，健脾。可辅助治疗膀胱湿热引起的小便疼痛以及急、慢性肺炎等。

【贴士】

　　同属植物毛鸡骨草的干燥全草，药材称大叶鸡骨草，有的地方亦作鸡骨草入药。据临床验证，功效与鸡骨草相似。其主要性状特征是：全草密被黄色长柔毛，根细小；茎枝草质，较长而软；小叶 11～16 对，叶形较大，小叶长 12～24 毫米。

　　广东、广西民间用鸡骨草来治疗黄疸病的历史由来已久，在《岭南采药录》《岭南草药志》等书中均有记载。

岭南药食两用中药

积雪草

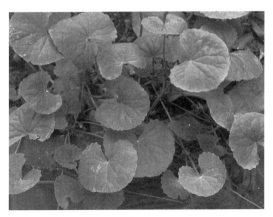

积雪草原植物

【来　　源】本品为伞形科植物积雪草的干燥全草。

【别　　名】崩大碗、崩口碗、雷公根、老公根、钱凿口。

【采收加工】全年可采，拔取全株，除净泥土，阴干。

【产　　地】主要分布于长江以南各省。

【性状及选购】常缠绕成团。茎纤细，有纵皱，土黄色或黄绿色，节间较长，节处生不定根；宿生根较肥厚粗短。单叶互生，具长柄，黄绿色，完整者展平后略呈肾形，长宽 1.5 ～ 2.5 厘米，纸质，边缘有钝齿，基部有一明显缺口。气微，味甘淡。

以叶片多、绿色者为佳。

【主要成分】含积雪草苷、参枯尼苷、异参枯尼苷、羟基积雪草苷等，以及马达积雪草酸、积雪草糖、山奈酚、槲皮素等。

【药理作用】本品有抑菌、解痉、镇静等作用。

【性味功用】性味苦、辛，寒。归肝、脾、肾经。清热解毒，利湿消肿。用于感冒高热、湿热黄疸、中暑腹泻、砂淋、血淋、痈肿疮毒、跌打损伤。外用治刀伤出血、毒蛇咬伤；近有用于外治烧伤溃疡、皮肤溃疡、手术伤口、肌腱粘连、瘢痕增生及硬皮病者。

【用法用量】15 ～ 30 克（鲜品加倍），水煎服。外用适量鲜品捣烂敷或用积雪草制剂涂、敷患处。

【常用单验方】

(1) 湿热黄疸　积雪草 50 克，冰糖 50 克。水煎服。

(2) 中暑腹泻　积雪草鲜叶搓成小团，嚼细开水吞服 1 ～ 2 团。

（3）咽喉肿痛　鲜积雪草 100 克。洗净，放碗中捣烂，开水冲出汁，候温、频频含咽。

【食疗及药膳】

1. 积雪草炖老黄鸡

[原料组成] 积雪草 500 克，老黄鸡 1 只，猪骨 500 克，红枣 100 克，陈皮、姜片各少许。

[制法] 按常规一般炖法。

[功用] 清凉，解热毒，祛湿。

2. 积雪草猪骨汤

[原料组成] 猪肋骨 500 克，积雪草 750 克，盐、鸡精、香油、姜、料酒各适量。

[制法] 将猪肋骨焯水洗干净，积雪草洗净切碎代用。将猪肋骨、积雪草、姜一起放入锅中，加入 2 升水，滴入少许料酒，煮开后用小火再煮 30 分钟，调入盐、鸡精，滴入香油即可。

[功用] 降火，清肝，凉肺，利尿。对血气瘀滞者较有效。

【贴士】

积雪草在印度、中国和印度尼西亚作为草药使用已有数千年历史。其治愈伤口、改善智力、治疗皮肤病如麻风及银屑病的效果是其在这些国家得到广泛应用的重要原因。

绞股蓝

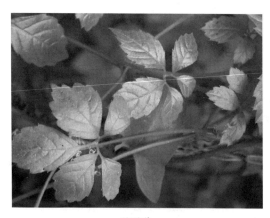

绞股蓝

【来　　源】本品为葫芦科植物绞股蓝的根状茎或全草。

【别　　名】七叶胆、五叶参、七叶参、小苦药、公罗锅底、遍地生根、神仙草、甘茶蔓。

【产　　地】分布在长江流域以南各省及陕西南部。

【性状及选购】皱缩，茎纤细灰棕色或暗棕色，表面具纵沟纹，被稀疏绒毛，复叶，小叶膜质，常 5 ～ 7 枚，少数 9 枚，叶柄长 2 ～ 4 厘米，被糙毛；侧生小叶卵状长圆形或长圆状披针形，中央一枚较大，长 4 ～ 12 厘米，宽 1 ～ 1.3 厘米，先端渐尖，基部楔形，两面被粗毛，叶缘有锯齿，齿尖具芒。果实圆球形，直径约 5 毫米，果梗长 3 ～ 5 毫米。味苦，有草腥气。

【性味功效】味苦，性寒，无毒。归肺、脾、肾经。消炎解毒，止咳祛痰。用于痰浊壅肺所致的咳嗽、气喘、胸闷；脾虚气滞所致的胃脘疼痛、嗳气吞酸；气虚血瘀和脉络瘀阻所致的胸闷心痛；气阴两虚所致的消渴、形瘦、乏力；肝郁湿阻所致的胁肋胀痛等症。

【有效成分】含皂苷、黄酮类化合物、有机酸、多种氨基酸、人体必须微量元素等。茎、叶中含有果糖、低聚糖等。

【药理作用】本品有降血脂、降血压、增加冠状动脉和脑血流量、抗衰老、增强免疫力、护肝、镇静止痛、抗溃疡等作用。

【用法用量】内服，研末，每次 10 ～ 15 克。

【常用单验方】

⑴ 各种癌症　绞股蓝（干品）10 克，薏苡仁 20 克，枸杞子 9 克。水煎，连渣一起服，每日 1 剂。

⑵ 神经衰弱、失眠　绞股蓝（干品）10 克，夜交藤 30 克，水煎服。

⑶ 疲劳过度、饮食无味　绞股蓝（干品）适量，沸水浸泡，当茶喝。

【食疗及药膳】

1. 绞股蓝茶

[原料组成] 绞股蓝 30 ～ 50 克。

[制法] 取绞股蓝加水 1000 克，煎 15 分钟，取汁即可。或取绞股蓝 15 克，冲茶至味淡。

[服法] 分多次代茶饮用。

[功用] 益气养血，消瘀散结，扶正抗癌。用于防治癌症、糖尿病，治疗神衰疲劳、高脂血症。

2. 绞股蓝红枣汤

[原料组成] 绞股蓝 10 克，红枣 5 枚。

[制法] 将两物洗净，同放锅内，加水适量，用文火煮至红枣熟。

［服法］每日 1 剂，吃红枣，喝汤。

［功用］健脑益智，镇静安神。适用于神疲乏力、食欲不振、失眠健忘、夜尿频多者。

［注意］阴虚火旺而见烦躁易怒、口干咽痛者慎用。

【趣话】

绞股蓝以全草供药食兼用，是我国医药宝库中的一枝奇葩，在古时民间已被广泛使用，把它作为"神奇"的"不老长寿药草"。明代称之为"神仙草"。绞股蓝其名始于明《救荒本草》一书，当时不作药用，只作为救荒的野菜食物。

青天葵

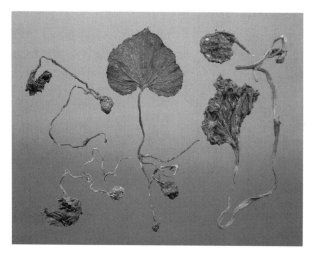

青天葵

【来　　源】本品为兰科植物毛唇芋兰的干燥全草。

【别　　名】独叶莲、独脚莲、珍珠叶、坠千斤、铁帽子、山米子、青莲。

【产　　地】产于广西、广东等地。

【性状及选购】本品卷缩成团粒状或呈松散状。球茎皱缩成不规则的扁球状，直径 0.5 ~ 2 厘米，表面类白色或黄白色，具须根痕，叶片卷缩，完整叶片展开后呈阔卵形，长 2 ~ 9 厘米，宽 3 ~ 4 厘米，灰绿色、黄绿色或微带紫色。先端短尖，基部心形，全缘或略呈波状。叶脉明显，16 ~ 33 条，自叶基向叶缘伸出，在叶片两面交替排列，侧脉纵横交错成网状。叶柄稍扁，长 2 ~ 16 厘米，具纵向条纹，基部有残留管状叶鞘。膜质柔韧，气微香味微甘。

以干燥、叶小、有草菇香味者佳。

【性味功用】味甘，性凉。归心、肺、肝经。润肺止咳，清热凉血，散瘀解毒。用于肺痨咳嗽、痰火咳血、热病发热、血热斑疹、热毒疮疖。

【有效成分】含黄酮类、有机酸、酚类、单糖、多糖、蛋白质、香豆精及内酯类等化合物。

【药理作用】本品有抗肿瘤、抗病毒、镇咳、平喘等作用。

【用法用量】内服：煎汤，15～30克。外用：捣敷。

【应用注意】阳虚者慎服。

【单验方】

小儿疳积、疝气痛　青天葵10～20克，炖猪瘦肉或鸡蛋吃。

【食疗及药膳】

1. 消暑解热茶

[原料组成] 青天葵10克。

[制法] 将青天葵置水杯中，用滚开水冲泡，或煲沸片刻，或加入少许白糖，作茶饮。

[功用] 消暑解热。

2. 清暑解热养阴汤

[原料组成] 青天葵30克，马蹄100个，猪展肉300克，生姜2～3片，食盐、生油各适量。

[制法] 将青天葵洗净、浸泡片刻；马蹄洗净、切开两半；猪展肉洗净，整块不用刀切。将上述材料与生姜一起放进瓦煲内，加入清水2500毫升（约10碗水量），用武火煲沸后，改为文火煲约2个半小时，调入适量的食盐和生油便可。

[功用] 清暑解热养阴。此量可供3～4人用，可将马蹄、猪展肉捞起拌酱油佐餐用。

溪黄草

【来　源】本品为唇形科植物溪黄草和线纹香茶菜的干燥全草。

【别　名】熊胆草、黄汁草、手擦黄、台湾延胡索。

【产　地】分布于广东、广西、海南、浙江及西南等地。

【性状及选购】呈青灰色，长30～50厘米。茎呈四棱形，被短毛。叶对生，多皱缩，完整叶片润湿展平后呈卵状椭圆形，长3～8厘米，宽2～5厘米，先端尖，基部楔形，边缘有粗锯齿，叶脉背面明显，有短毛，纸质，水浸后以手指揉之，手指可被染成黄色。老枝常见顶端有聚伞花序。气微，味微甘、微苦。

以叶片多、嚼嚼或水浸渍呈黄色液者为佳。

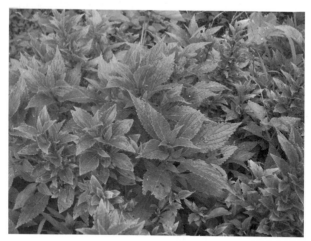

溪黄草原植物

【性味功用】味苦，性寒。归肝、胆、大肠经。清热利湿，退黄，凉血散瘀。用于湿热黄疸、湿热泻痢、跌打瘀肿；近有用于急性黄疸性肝炎、急性胆囊炎而有黄疸者。

【主要成分】含萜类、黄酮类、酚类、氨基酸。尚含溪黄草甲素、溪黄草乙素等。

【药理作用】本品有抗菌、抗肿瘤、消炎及保肝作用。

【用法用量】15 ～ 30 克（鲜品加倍），水煎服。

【用药禁忌】脾胃虚寒者慎服。

【常用单验方】

⑴ 急性黄疸型肝炎　溪黄草、酢浆草，水煎服。

⑵ 急性胆囊炎而有黄疸者　溪黄草配田基黄、茵陈蒿、鸡骨草、车前草，水煎服。

⑶ 湿热下痢　溪黄草鲜叶，捣汁冲服；或配天香炉、野牡丹，水煎服。

⑷ 急性肠炎、痢疾　溪黄草 18 克，黄连 6 克，黄柏 9 克，水煎服。

【食疗及药膳】

1. 健脾祛湿汤

［原料组成］猪横脷（胰）300 克，山药片、土茯苓片、溪黄草各 10 克，盐适量。

　　[制法]　洗净药材；猪横脷洗净、切片，放入沸水中氽烫去腥味。瓦煲内注入适量清水，放入山药片、溪黄草、土茯苓片和猪横脷片，加盖，用大火煮沸后改小火煲 1 小时，加盐调味便可。

　　[服法]　去渣饮汤。

　　[功用]　清热祛湿，健脾，利关节。适用于春天湿气较重者。

　2. 溪黄草煲猪肝

　　[原料组成]　溪黄草 60 克，猪肝 50 克。

　　[制法]　水煎服。

　　[功用]　清热利湿退黄。适用于阳黄、急性黄疸性肝炎。

仙人草

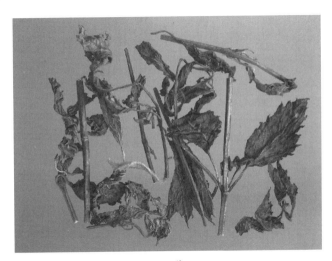

仙人草

　　【来　　源】本品为唇形科植物凉粉草的全草。

　　【别　　名】仙人冻、仙草。

　　【产　　地】产于广东、浙江、江西、台湾等地。

　　【性状及选购】干燥全草，多切成长约 20 厘米的段。茎方形，被灰棕色长毛，外表棕褐色或黑色，有沟槽，幼茎常扭曲；质脆易断，中心有髓。叶对生，多皱缩，纸质，稍柔韧，不易捻碎，长圆形或卵圆形，两面皆被疏长毛。花不常见。气微，嚼之味淡甘，有胶性。

　　以叶多、黑褐色、水湿后有黏液者为佳。一般认为新产品黏性大，质量好。

　　【性味功用】味甘、淡，性微寒。归肺、胃、肝经。消暑解渴，清热解毒。

用于中暑口渴，湿火骨痛；近有用于糖尿病、高血压病者。

【有效成分】含植物胶，并含β-谷甾醇、豆甾醇、β-谷甾醇葡萄糖苷等。

【药理作用】本品有抗肿瘤、增强免疫力、解热、抗氧化等作用。

【用法用量】内服：煎汤，30～60克；作冷饮或浸酒。

【食疗及药膳】

广东省民间习惯在夏暑季节用仙人草加水放取汁液，将茎叶揉烂使之尽量出味并增添胶黏性，然后滤汁隔渣，将滤液煮沸，加入大米浆再煮沸，盛于容器内。让它自然凉冻凝结成软糕，蘸糖水食用以解暑，习称"凉粉"，食后令人有凉快感。

【趣话】

据传广东凉粉是清朝咸丰年间一个叫作"大只咸"的人发明的，"大只咸"在西关开凉茶铺，也常卖一种叫仙人草的药，并教人用仙人草煲粉葛，医治咽干咽痛、暑天烦渴。时至今日，仙人（凉粉）糕已改用炼奶或蜜糖拌，或加上菠萝或提子。

目前仙人草系列产品开发有：即食仙草冻粉、仙草保健茶、仙草可乐型饮料、速溶仙草、仙人板，提取咖啡色色素等。

鱼腥草

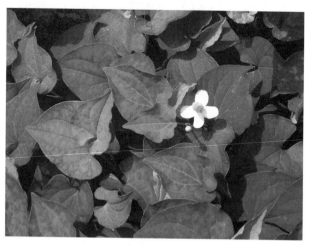

鱼腥草原植物

【来　源】本品为三白草科植物蕺菜的干燥地上部分。

【别　　名】狗贴耳。

【产　　地】广泛分布在我国南方各省（区），西北、华北部分地区及西藏也有分布。

【性状及选购】茎呈扁圆柱形，扭曲，长 20～35 厘米，直径 2～3 毫米。表面棕黄色，有数条纵棱，节明显，下部的节上有须根。质脆，易折断。叶互生，皱缩，展平后呈心形，长 3～5 厘米，直径 3～4.5 厘米。上表面暗绿色至暗棕色，下表面灰绿或灰棕色。叶柄细长，基部与托叶合生成鞘状。穗状花序顶生，暗棕色。搓揉有鱼腥气，味微涩。

以叶多、色灰绿、有花穗、鱼腥气浓者为佳。

【性味功用】味辛，性微寒。归肺经。清热，解毒，利湿，消肿。用于肺脓肿、痰热咳嗽、肾炎水肿、白带、尿路感染、痈疖。

【有效成分】含鱼腥草素、月桂油烯、月桂醛、槲皮苷及异槲皮苷等。

【药理作用】本品可抑菌、抗流感病毒、利尿，增强机体免疫力。还有镇痛、止血、促进组织再生、改善毛细血管脆性的作用。

【用法用量】常用量 15～25 克，不宜久煎；外用适量，捣烂敷或煎汤熏洗患处。

【常用单验方】

(1) 小儿腹泻　鱼腥草 15 克，炒山药、炒白术、茯苓各 6 克，水煎服。

(2) 痢疾　鱼腥草 20 克，山楂炭 6 克，水煎加蜂蜜服。

(3) 流行性腮腺炎　新鲜鱼腥草适量，捣烂外敷患处，以胶布包扎固定，每日 2 次。

(4) 尿路感染，尿频涩痛　鲜鱼腥草 50 克或干品 30 克，煎服。

【食疗及药膳】

1. 鱼腥草莲子汤

[原料组成] 鱼腥草 10 克，莲子肉 30 克。

[制法] 以上材料用水煎汤即成。

[服法] 每日 2 次，早晚服用。

[功用] 清热燥湿，泻火解毒。适用于里急后重者。

2. 雪梨鱼腥草

[原料组成] 生梨 200 克，鱼腥草 100 克（鲜者 250 克），冰糖适量。

[制法] 将生梨洗净去核切块；鱼腥草加水 600 毫升，烧开后改为文火煎20 分钟，弃药渣，加生梨块、冰糖，用文火炖至梨烂即可食用。

[服法] 每日分 2 次服完。连服 5 天。

[功用] 宣肺散结，清热解毒，止咳化痰，滋阴降火，润肺去燥。对肺胃实

热证有效。

3. 鱼腥草薏苡仁鸡蛋羹

[原料组成] 鲜鸡蛋 (鸡蛋白) 4 个, 鲜鱼腥草 100 克, 薏苡仁 90 克, 杏仁 30 克, 红枣、蜜糖各适量。

[制法] 将薏苡仁、杏仁、红枣 (去核) 洗净, 放入锅内, 加清水适量, 用武火煮沸后, 以文火煲 1 小时; 再将洗净的鱼腥草放入, 再煲半小时, 取汁冲入鸡蛋白、蜜糖, 搅匀服之。

[服法] 每日 1 次, 连服 5 次。

[功用] 清肺热, 排脓毒。适用于湿热壅滞型的肺脓肿、肺结核、肺气肿、支气管扩张、慢性支气管炎、前列腺炎和尿路感染等疾病。

4. 鱼腥草煮猪瘦肉

[原料组成] 鲜鱼腥草 100 克, 女贞子 30 克, 猪瘦肉 100 克, 盐、味精等各适量。

[制法] 先将鱼腥草及女贞子煎成液, 过滤, 随后与猪瘦肉同煮熟, 后加适量盐和味精等调料即可食用。

[服法] 间日 1 次, 连用 5 次。

[功用] 清热解毒, 利尿。适用于腹痛腹泻等肠炎患者。

【趣话】

宋·苏颂说:"生湿地, 山谷阴处亦能蔓生, 叶如荞麦而肥, 茎紫赤色, 江左人好生食, 关中谓之菹菜, 叶有腥气, 故俗称鱼腥草。"

相传当年越王勾践做了吴王的俘虏, 卧薪尝胆, 发誓一定要使越国强大起来。但回国的第一年就碰上了罕见的荒年, 百姓无粮可吃。勾践亲自上山寻找可以食用的野菜, 终于发现了一种。于是, 越国上下竟然靠着这小小的野菜度过了难关。因为这种野菜有鱼腥味, 便被勾践命名为鱼腥草。

【贴士】

1. 鱼腥草有哪些吃法?

常见的吃法有以下几种: 一是将鱼腥草地下茎除去节上的毛根, 洗净后切成 2 ~ 3 厘米的小段 (也可将嫩叶加入其中), 放入醋、酱油、辣椒粉、味精等佐料凉拌生吃, 清脆爽口, 鲜腥味浓; 二是将地下茎连同嫩茎叶一同煮汤、煎、炒或炖, 清香宜人, 入口宜化, 略有腥味; 三是腌渍加工成咸菜食用, 酸香生脆, 令人开胃。

鱼腥草是一种既可食用又可入药的药食两用的野菜, 入药多陈用, 入食多鲜用。现将其常用的食用方法介绍如下：

（1）凉拌 将鲜鱼腥草洗净，用开水略烫，再加入适量食盐、酱油、米醋、椒面、椒油、姜末、葱汁、麻油等调味品即可。

（2）炖肉 将鱼腥草洗净，与肉同炖，炖出的肉鲜香可口。

（3）煮粥 将鱼腥草水煎取汁煮粥，或待粥熟时下鱼腥草适量，稍煮即可，调味服食。

（4）煮面 将面条煮熟后，加入适量鱼腥草，稍煮片刻，与面条同食。

（5）炖猪肚 取鱼腥草适量，塞入猪肚内，炖至猪肚烂熟后服食。此法多用于消化性溃疡、肺热咳嗽患者的食疗。

（6）泡茶 将鱼腥草置锅中，炒至可捏成粉末时，候凉备用。每取适量，开水泡饮。茶汤色黄透明，草香与炒香混为一体，醇和适口，回味深长。

2.鱼腥草的常用中成药有哪些？

以鱼腥草为主要成分的常用中成药制剂有鱼腥草注射液，具有清热、解毒、利湿的作用，用于肺脓疡、痰热咳嗽、白带、尿路感染、痈疖等。又如复方鱼腥草片（由鱼腥草、黄芩、板蓝根、连翘组成）具有清热解毒的作用，用于外感风热引起的咽喉疼痛、扁桃腺炎等。

石斛

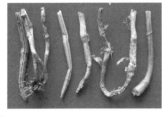

环草石斛

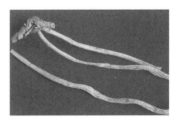

金钗石斛

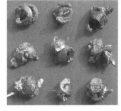

铁皮石斛

【来　　源】本品为兰科植物金钗石斛、马鞭石斛、铁皮石斛、环草石斛、黄草石斛及其同属多种植物的茎。

【别　　名】石斛兰、石兰、吊兰花、金钗石斛。

【产　　地】主产于广西、贵州、四川、广东、云南等地。

【性状及选购】鲜金石斛 茎扁圆柱形，长约30厘米，直径4～13毫米。

表面黄绿色，光滑或有纵棱，节明显，色较深，节上有膜质叶鞘。肉质，多汁，易折断。气微，味微苦而回甜，嚼之带黏性。

金钗石斛　呈扁圆柱形，长20～40厘米，直径4～6毫米，节间长2.5～3厘米。表面金黄或黄中带绿色，有深纵沟。节膨大，棕色，节上有互生花序柄及残存的膜质叶鞘。质硬而脆，断面较平坦，灰白色，有短纤维外露。气微，味苦。

马鞭石斛（大石斛）　呈长圆柱形，较直，长40～120厘米，直径5～8毫米，节间长3～4.5厘米。表面黄色至暗黄色，有深纵槽，节上有灰黄色叶鞘残留。质疏松，断面呈纤维性，灰白色或灰褐色。味微苦。

环草石斛（小石斛）　呈细长圆柱形，常弯曲或盘绕成团，长15～35厘米，直径1～3毫米，节间长1～2厘米。表面金黄色，有光泽，具细纵纹。常残留棕色叶鞘，松抱于茎，易脱落。质柔韧而实，断面较平坦，灰白色。无臭，味淡。

黄草石斛（小石斛）　长30～80厘米，直径3～5毫米，节间长2～3.5厘米。表面金黄色至淡黄褐色，具纵沟，节上有椭圆形花序柄痕及残存叶鞘。体轻，质实，易折断，断面略呈纤维性，灰绿色。嚼之有黏性。

铁皮石斛（耳环石斛）　呈螺旋形或弹簧状，一般为2～4个旋纹，一端可见茎基部留下的短须根，茎拉直后长3.5～8厘米，直径2～3毫米。表面黄绿色，有细纵皱纹，节上有花序柄痕及残存的叶鞘。质坚实，易折断，断面平坦，嚼之有黏性。

【性味功用】味甘，性微寒。归胃、肾经。益胃生津，滋阴除热。用于阴伤津亏、口干烦渴、食少干呕、病后虚热、目暗不明。

【有效成分】含石斛碱、石斛次碱、石斛酮碱等生物碱，尚含黏液汁、豆甾醇及石斛多糖。

【药理作用】本品可促进消化液分泌，并有解热、镇痛、抑菌、提高免疫力、降低心率、降低血压、减慢呼吸等作用。

【用法用量】煎服，干品6～12克，鲜品15～30克。入复方宜先煎，单用可久煎。

【应用注意】温热病初起及大便溏泄者不宜服用；湿热尚未化燥者忌服。

【常用单验方】

（1）头晕目眩　石斛15克（先煎），决明子10克，石决明30克（先煎），桑寄生15克。水煎服。

（2）咽干口渴　石斛15克（先煎），百合20克，沙参15克，炙冬花10克。水煎服。

（3）肠燥便秘　石斛10克（先煎），生地15克，玄参15克，麦门冬10克。

水煎服。

【食疗及药膳】

1. 石斛粳米粥

[原料组成] 鲜石斛 30 克，水 200 毫升，粳米 50 克，冰糖适量。

[制法] 取鲜石斛加水，久煎取汁约 100 毫升，去渣，加粳米、适量冰糖，同入砂锅内，再加水 400 毫升左右，煮至米开粥稠停火。

[服法] 每日 2 次，稍温顿服。

[功用] 养胃生津，滋阴清热。适用于热病津伤，心烦口渴；病后津亏，虚热不退；胃虚隐痛或兼干呕、舌光苔少等症。

2. 石斛麦冬瘦肉汤

[原料组成] 猪瘦肉 60 克，石斛 10 克，麦冬 15 克，红枣 4 个。

[制法] 将猪瘦肉洗净，切件；石斛、麦冬、红枣（去核）洗净。把全部材料放入锅内，加清水适量，用武火煮沸后，以文火煲 1 ~ 2 小时，调味供用。

[服法] 去渣饮汤吃肉。

[功用] 清热养胃，生津止渴。

3. 石斛生津茶

[原料组成] 鲜石斛 25 克，鲜生地 20 克，鲜芦根 15 克，青果 5 枚。

[制法] 先将鲜石斛、鲜生地、鲜芦根放入砂锅中，加适量水，以文火熬 30 分钟后，再加入青果浸泡饮用即可。

[服法] 佐餐或随量饮用。

[功用] 对夏季津液不足、口干舌燥之人尤为适宜。

4. 石斛冰糖茶

[原料组成] 石斛 15 克，冰糖适量。

[制法] 将石斛剪碎，置保温杯中，再加适量冰糖，用沸水冲泡，盖闷 15 分钟即可。

[服法] 代茶频饮。

[功用] 养阴清热，生津益胃。用于温热病后期低热不退，口干渴，以及虚劳烦热，梦遗滑精。亦可用于妇女不明原因低热、心烦、口干者。

【趣话】

石斛花姿优美，色彩鲜艳，盆栽摆放阳台、窗台或吊盆悬挂客室、书房，别具一格。在欧美常用石斛花朵制作胸花，配上丝石竹和天冬草，有欢迎光临之意。至今，石斛花广泛用于大型宴会、开幕式剪彩典礼、享受贵宾待遇。许多国家把石斛作为父亲节之花。

车前草

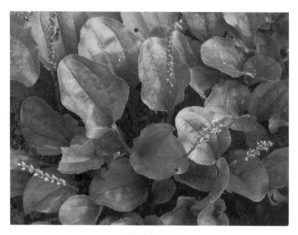

车前草原植物

【来　　源】本品为车前科植物车前或平车前的干燥全草。

【别　　名】车前菜、牛舌草、车轮菜、猪耳草等。

【产　　地】各地均有栽培,其中以江西、安徽、江苏出产较多。

【性状及选购】干燥全株长5～30厘米。直根圆柱状,具扭曲纵沟纹,稍弯曲,长3～7厘米,具数条支根及多数须根;表面棕褐色,粗糙。叶灰绿色或污绿色,皱缩,展平后呈长椭圆形、椭圆状披针形或卵状披针形,具明显弧形脉5～7条;顶端钝尖或渐尖,有不规则锯齿或远离小齿,两面多少具白色柔毛。穗状花序数条,顶端有残留蒴果和盖裂后的蒴瓣及宿萼,有时可见小花。气微,味苦而带黏液性。

　　以叶多、灰绿色、具果穗者为佳。

【性味功效】味甘,性寒。归肝、肾、肺、小肠经。清热利尿,祛痰,凉血，解毒。用于水肿尿少、热淋涩痛、暑湿泻痢、痰热咳嗽、吐血衄血、痈肿疮毒。

【有效成分】含桃叶珊瑚苷、芳香醇、香芹酚、车前苷、熊果酸、棕榈酸、β-谷甾醇等。

【药理作用】本品有利尿作用，能增加尿量、尿素、氯化物、尿酸等的排泄，有祛痰止咳、抗菌、降血压等作用。

【用法用量】9～30克，鲜品30～60克，煎服或捣汁服；外用鲜品适量，捣敷患处。

【常用单验方】

⑴ 小便不通　用鲜车前草100克，捣烂后绞汁，加入适量蜂蜜调匀后服，每日1次。

⑵ 风火牙痛　用鲜车前草30克，鲜薄荷15克，鸭蛋1个，先将前两种药加水煎煮后去渣，鸭蛋去壳放入药汤中煮熟后，少放盐吃蛋喝汤，每日1次，一般2～3次。

【食疗及药膳】

1. 车前草黄瓜汤

[原料组成] 车前草20克，黄瓜100克，姜5克，葱5克，盐5克。

[制法] 把车前草洗净；黄瓜洗净去瓤，切薄片；姜切丝，葱切段；把车前草、黄瓜片、姜丝、葱段、盐放入炖锅内，加水300毫升；把锅置武火上烧沸，再用文火煮30分钟即成。

[服法] 喝汤，吃黄瓜。

[功用] 除热，利水，解毒。适用于中毒性肝炎。

2. 黄柏车前草薏苡仁汤

[原料组成] 黄柏15克，车前草30克，生甘草6克，薏苡仁50克，白糖适量。

[制法] 将前3味中草药用干净纱布包裹，同薏苡仁一起放入砂锅中煎煮，薏苡仁熟时加适量白糖。

[服法] 饮汤食薏苡仁。

[功用] 清热祛湿。

3. 猪横脷煲车前草

[原料组成] 车前草50克（鲜品120克），猪横脷400克，蜜枣3个，生姜3片，食盐适量。

[制法] 将车前草反复洗净；蜜枣洗净，稍浸泡，去核；猪横脷洗净，置沸水中稍滚片刻，再洗净。将处理过的车前草、蜜枣、猪横脷一起与生姜放进瓦煲

121

内，加入清水 2500 毫升（10 碗量），用武火煲沸后，改为文火煲 2 小时，调入适量的食盐便可。

[服法] 此量可供 3 ~ 4 人用，猪横脷可捞起切块拌酱油佐餐用。

[功用] 益肺润燥，健脾利湿。

【趣话】

据传当年汉将马武领兵伐匈奴，兵败被困，天旱无雨，数万将士和战马因缺水患"尿血症"。唯有三四战马因常啃路上车辙的无名小草，而幸免此疫。马武即下令全军熬汤服用，几天内，患者痊愈，终于杀出重围。马武无限感慨地说："全军死而复生，全仗路旁车前之仙草也！"从此，人们把这种野草叫车前草。

【贴士】

春季或夏季采集幼苗及嫩株，洗净后用开水烫熟，捞出切碎，加盐、味精、蒜泥、醋、香油或花椒油凉拌食。或将车前苗去除杂质，洗净，用开水烫一下，挤干水分稍晾，用花椒、蒜片、葱花末炝锅后，放入该菜快速煸炒，其味亦很鲜美；或用洗净的车前苗，用开水烫后，加入鸡蛋、排骨汤中做汤食用；或者将洗净、烫过的车前草去除水分，晾干，切碎，拌入肉馅及调味品做馅，可蒸包子、煮饺子、烙馅饼等，其馅十分鲜嫩；或者将车前草与大米同煮做菜粥食之。

《诗经·周南》中妇女们采集野菜时唱的民歌《芣苢》（芣苢，即为车前草）：

采采芣苢，薄言采之。采采芣苢，薄言有之。

采采芣苢，薄言掇之。采采芣苢，薄言捋之。

采采芣苢，薄言袺之。采采芣苢，薄言襭之。

第六章

花叶皮类

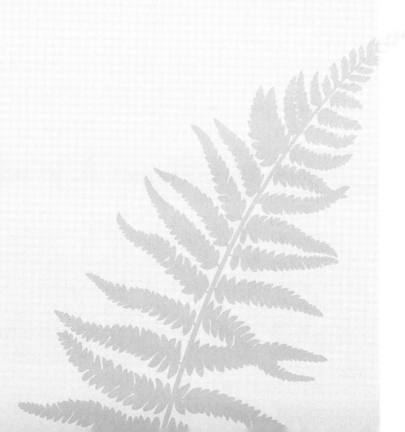

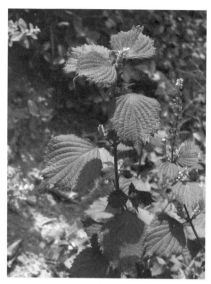

紫苏

【来　　源】本品为唇形科植物紫苏的干燥叶（或带嫩枝）。

【别　　名】赤苏、皱紫苏、红苏、红紫苏。

【性状及选购】本品叶片多皱缩卷曲、破碎，完整者展平后呈卵圆形，长4～11厘米，宽2.5～9厘米。先端长尖或急尖，基部圆形或宽楔形，边缘具圆锯齿。两面紫色或上表面绿色，下表面紫色，疏生灰白色毛，下表面有多数凹点状的腺鳞。叶柄长2～7厘米，紫色或紫绿色。质脆。带嫩枝者，枝的直径2～5毫米，紫绿色，断面中部有髓。气清香，味微辛。

以紫棕色、分枝少、香气浓者为佳。

【性味功效】味辛，性温。归肺、脾经。解表散寒，行气和胃，解鱼蟹毒。用于风寒感冒、咳嗽呕恶、妊娠呕吐、鱼蟹中毒。

【有效成分】全草含紫苏醛等挥发油，尚含铜、铬等无机元素。

【药理作用】本品有抗菌、解热、止血等作用。

【用法用量】水煎服，亦可生食。5～9克。

【应用注意】气虚或汗多者少用之。

【常用单验方】

⑴ 感冒　取鲜紫苏叶30克，放入熬好的米粥中煮2～3分钟，去叶取粥。

⑵ 寒泻　紫苏叶15克，水煎，加红糖6克冲服。

⑶ 鱼、鳖中毒　紫苏叶60克，煎浓汁当茶饮，或加姜汁10滴调服。

（4）治乳痈肿痛　紫苏叶煎汤频服，并用鲜品捣汁敷之。

【食疗及药膳】

1.紫苏粥

[原料组成] 紫苏叶 10 ~ 15 克，白术 30 克，粳米 100 克。

[制法] 将白术、粳米如常法煮粥，趁滚热时加入紫苏叶。

[服法] 热服。

[功用] 适用于咳嗽、痰白而稀，或见恶寒发热、无汗、头痛、身痛、鼻塞流清涕，苔薄白，脉浮紧。

2.姜苏红糖饮

[原料组成] 紫苏叶 3 克，生姜 3 克（切丝），红糖 15 克。

[制法] 将紫苏叶洗净后与生姜丝一同装入茶杯内，冲沸水 200 ~ 300 毫升，加盖浸泡 5 分钟，加入红糖即成。

[服法] 趁热顿服。

[功用] 适用于治疗风寒感冒、头痛发热、恶心呕吐。

【趣话】

日本学者伊藤武在《风味调料趣谈》中说紫苏对疲劳、感冒、咳嗽、口腔炎、脑贫血、食欲不振、痢疾、精神不安均有疗效。

【贴士】

紫苏嫩苗堪称美味佳肴，既可单独作汤，也可与其他菜蔬配伍烹制。

紫苏嫩叶还是极美的调料，烹煮鱼、肉、蟹，特别是烹调鳝鱼时，适当放入一些紫苏叶，既可增鲜添芳，又可解腥杀毒，去除杂味。在豆腐汤、粉丝汤、冬瓜汤、丝瓜汤、西红柿蛋花汤等汤中，若放入适量嫩紫苏叶，其味芳香鲜洁，别有风味。

用紫苏叶与青梅加盐稍腌，放置若干天，或略加暴晒，青梅便变成了紫红色，称之为"紫苏梅子"，既酸咸，又香脆，十分可口。

用紫苏叶嫩片与生姜切片，加盐或糖醋腌制，略加暴晒，生姜片变成紫红色，称之为"紫苏姜"，其味辣、香、脆，亦是民间一味美食。

鱼鳖虾蟹及畜禽肉类引起急性腹泻，可用紫苏叶与姜、甘草一同煮服，能较好地解毒止泻。

将紫苏叶洗净沥水，放入杯内用开水冲泡，放入白糖即成清凉的紫苏饮，具有健胃解暑之功效。

若将紫苏洗净、晒干、切碎，拌入醋薤头、五味姜、糖醋大蒜头、酸梅等，则别具风味。

广东人爱吃禾虫蒸鸡蛋，调料就使用了辣椒、香菜、姜、酱油、胡椒，还有紫苏叶。

在腌制品里加适量紫苏梗细末，可防腐及生虫；在泡菜坛中放几节紫苏梗，既防生花（生白），又可增味；在衣橱中放一些紫苏（布包），可防虫蛀。

布渣叶

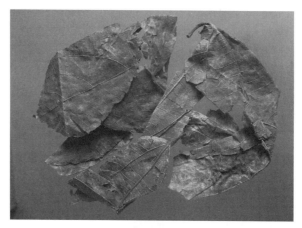

布渣叶

【来　　源】本品为椴树科植物破布树的干燥叶。

【别　　名】崩补叶、泡卜布、山茶叶、破布树叶。

【产　　地】主要分布于广东、海南、广西、云南等地。尤以广东省分布广，产量大，资源丰富，广东的阳西、湛江是主产地。

【性状及选购】叶片多皱缩或破碎。完整者展平后呈卵状长圆形或倒卵状矩圆形，长 10 ~ 16 厘米，宽 4 ~ 8 厘米。黄绿黄棕色，有短柄。先端渐尖，基部钝圆，稍偏斜，边缘具细齿，基出脉 3 条，侧脉羽状，小脉网状。叶脉及叶柄被柔毛。纸质，易破碎。气微，味淡、微酸涩。

以叶片大而完整、色黄绿、少带叶柄者为佳。

【性味功用】味甘、淡，性微寒。归脾、胃、肝经。清热消滞，利湿退黄。用于感冒，食滞、湿热积滞之脘腹胀痛、泄泻，湿热黄疸；近有用于急性黄疸性肝炎、单纯性消化不良者。

【有效成分】含生物碱、有机酸、糖类、酚类和鞣质。

【药理作用】本品可增加离体豚鼠心冠脉流量，提高小鼠耐缺氧能力，延长缺氧鼠的存活时间，对垂体后叶素引起的大鼠急性心肌缺血亦有保护作用，还有抗衰老作用、杀虫作用。

【用法用量】15～30克，水煎服。

【常用单验方】

⑴ 消化不良，腹泻　布渣叶、番石榴叶、辣蓼各18克。水煎服，每日两剂。

⑵ 小儿食欲不振，食滞腹痛　布渣叶、岗梅根、山楂、麦芽各9克，水煎服。

【食疗及药膳】

1. 布渣叶夏枯草雪梨汤

[原料组成] 布渣叶30克，夏枯草30克，雪梨4个，木瓜600克，瘦肉400克，蜜枣4个，盐适量，清水8杯。

[制法] 将布渣叶和夏枯草洗净；雪梨洗净后切件；木瓜去皮、去核，洗净切片；瘦肉洗净，飞水后再冲洗；蜜枣洗净。将清水放入瓦煲内，放入全部材料煲约两小时后，下盐调味即可。

[服法] 去渣饮汤吃肉。

[功用] 清热利肝，祛湿消滞。

2. 木棉花布渣叶桑叶水

[原料组成] 木棉花40克，布渣叶20克，桑叶15克，冰糖适量。

[制法] 将药材洗净，加4碗水煎煮40分钟，加入冰糖即成。

[服法] 去渣，分两次温服。

[功用] 祛暑热。适用于暑疖疮、湿疹、小便不畅、肠胃炎等。

3. 布渣叶茶

[原料组成] 布渣叶10克，绿茶适量。

[制法] 将布渣叶和绿茶同装热水瓶内，冲入开水1000毫升。

[服法] 当茶饮用，每日饮数次。

[功用] 消滞除积，和胃降逆。小儿发生呃逆，常饮此茶可见效。

【贴士】

本品为岭南习用草药。广东民间习惯用布渣叶煎茶作夏季饮料，谓有解渴、开胃作用。

布渣叶也是著名成药"广东凉茶"、"甘和茶"、"六和茶"、"十味溪黄草颗粒"、"王老吉"和"仙草爽凉茶"等的主要组成药物之一。

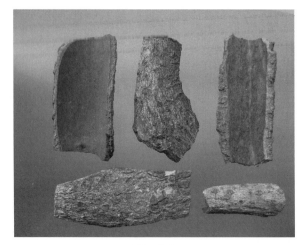

肉桂（桂皮）

【来　　源】本品为樟科植物肉桂的干燥树皮。

【别　　名】玉桂、牡桂、大桂、菌桂、筒桂、辣桂、桂。

【产　　地】产于广东、广西、云南、福建。

【性状及选购】本品呈槽状或卷筒状，长30～40厘米，宽或直径3～10厘米，厚0.2～0.8厘米。外表面灰棕色，稍粗糙，有不规则的细皱纹及横向突起的皮孔，有的可见灰白色斑纹。内表面红棕色，略平坦，有细纵纹，划之显油痕，质硬而脆，易折断，断面不平坦，外层棕色而较粗糙，内层红棕色而油润，两层间有1条黄棕色的线纹（石细胞群环带）。香气浓烈，味甜、辣。

以皮细肉厚、腻滑如玉、断面紫红色、油性足、气香浓、味甜而辛、嚼之渣少者为佳。

【性味功用】味辛、甘，性大热。归肾、脾、心、肝经。补火助阳，引火归原，散寒止痛，活血通经。

【有效成分】含挥发油1%～2%，油中主要成分为桂皮醛、醋酸桂皮酯和少量的苯甲醛等。桂皮醛是肉桂镇静、镇痛和解热作用的有效成分。尚含鞣质、黏液质等。

【药理作用】本品有镇静、镇痛、解热、增加冠脉流量、抑菌等作用，并有健胃祛风、解除内脏平滑肌痉挛、祛痰镇咳等作用。

【用法用量】内服煎汤，3～15克；或入丸、散。外用研末调敷或浸酒涂擦。

【应用注意】不宜与赤石脂同用。阴虚火旺，内有实热，血热妄行出血者忌服；孕妇慎服。肉桂末服用亦不可过量，过量者轻则恶心呕吐、头晕或有皮疹、发痒、喉痛等，重则血压下降、痉挛。

【常用单验方】

(1) 肾虚阳痿　桂皮5克，净鸡1只。佐以调料乃食。

(2) 小儿睡中遗尿　肉桂1.5克，雄鸡肝1具。煮汤食。

(3) 腰腿痛　肉桂粉5克，1次服用，每日2次，3周为1个疗程。

【食疗及药膳】

1. 肉桂羊肉汤

[原料组成] 羊肉1000克，肉桂10克，草果5个，香菜及调料各适量。

[制法] 将羊肉洗净、切块，余药布包，加水同炖沸后，调入椒、姜末、食盐、黄酒等，炖至羊肉熟烂后，去药包，调入葱花、味精及香菜等，再煮一二沸即成。

[服法] 佐餐服用。

[功能] 健脾温肾。适用于脾肾阳虚之四肢不温、纳差食少、腰膝酸软、脘腹冷痛等。

2. 肉桂酒

[原料组成] 肉桂10克，白酒适量（30～50毫升)。

[制法] 将肉桂研为细末，用温酒调服，或将细末投入白酒中浸泡2宿后即可饮用。

[服法] 口服。每日1剂，1次或分2次温服。

[功能] 温中补阳，散寒止痛。适用于风寒感冒或阳虚外感。

3. 肉桂姜肚

[原料组成] 猪肚200克，肉桂5克，生姜50克，食盐适量。

[制法] 将猪肚洗净切丝，生姜切碎，肉桂研末，同放碗中，加适量清水及食盐，隔水炖至烂熟。

[服法] 分2次服食。

[功能] 补益脾胃。适用于脾胃阳虚或胃寒所致的胃脘隐痛、喜热畏寒、呕吐清水、口淡不渴、纳差腹胀等。

【趣话】

药材肉桂被誉为"百药之长"，是一种上等天然香料，是配制各种佐料、调味品的上好原料。此外，国外还利用肉桂制作保健饮料。

木棉花

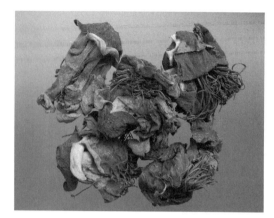

木棉花

【来　　源】本品为木棉科植物木棉的干燥花。

【别　　名】红棉花、英雄树花、广州市花、攀枝花。

【产　　地】广东、福建、广西、云南、台湾及四川等地。

【性状及选购】多呈干缩的不规则团块状，长 5 ～ 8 厘米；子房及花柄多脱离。花萼杯状，3 或 5 浅裂，裂片钝圆、反卷，厚革质而脆。外表棕褐色或棕黑色，有不规则细皱纹；内表灰黄色，密被有光泽的绢毛。花瓣 5，皱缩或破碎，完整者倒卵状椭圆形或被针状椭圆形，外表棕黄色或深棕色，密被星状毛，内表紫棕色或红棕色，疏被星状毛。雄蕊多数，卷曲，外成多体雄蕊；残留花柱略长于雄蕊。气微，味淡、微甘涩。

以朵大完整、色棕黄者为佳。

【主要成分】含十四烷酸，十五烷酸及其甲乙酯，邻苯二甲酸二异丁酯，α-细辛醚，异香豆素等。

【药理作用】本品有解热、抗炎等作用。

【性味功用】味甘、淡，性微寒。归胃、大肠经。清热利湿。用于大肠湿热所致泄泻、下痢、腹痛。

【用法用量】9 ～ 15 克，水煎服。

【常用单验方】

(1) 浮肿　木棉花 30 克，水煎，内服。

(2) 腹胀、腹泻　鲜木棉花 30 克，水煎，调蜂蜜服。

(3) 痢疾　木棉花、金银花、凤尾草各 15 克，水煎服。

(4) 咯血、呕血　木棉花 14 朵，咯血加冰糖，呕血加猪瘦肉，同炖服。

（5）小儿夏季身热　木棉花 6 克，泡水加白糖少许，代茶饮。

【食疗及药膳】

1. 鲜荷叶老冬瓜汤

[原料组成] 新鲜荷叶 2 张，老冬瓜 1500 克，炒扁豆 12 克，薏苡仁 12 克，赤小豆 12 克，猪苓 12 克，泽泻 12 克，木棉花 12 克，灯芯花 5 扎，盐或黄糖适量。

[制法] 洗净汤料，稍用清水浸泡片刻；将老冬瓜连皮、仁切成大块，并连同新鲜荷叶等一起放置瓦煲内，加入清水 1800 毫升（约 18 碗水量），用武火煲沸后，改用文火煲两个半小时；加入盐或黄糖，即成除暑热、清心火的消暑汤品。此量可供 3 ~ 4 人用。

[服法] 每日或隔日 1 次饮用。

[功用] 消暑，除烦，利尿。适用于盛暑之时的口淡、口渴、烦躁、尿黄、失眠、纳差等。

2. 木棉花粥

[原料组成] 木棉花 30 克，大米 500 克。

[制法] 将木棉花加水适量，煎沸去渣取汁，加入大米煮粥。

[服法] 每日 1 次，每一疗程连服 7 日。

[功用] 清热利湿，消暑。用于细菌性阴道炎，症见白带黄臭等。

广东民间经验：用本品煮粥加少量红糖食用，具有祛湿、解肠胃湿热的良好作用。

【贴士】

木棉花为广州市的市花，属于速生、强阳性树种的木棉，不但可快速高大，而且树冠总是高出于周围的群树，以争夺阳光雨露利于生存、繁殖。人们鉴于木棉具有奋发向上的进取精神与盛开艳红似火的大红花那种光荣色彩，便把它称为"英雄树"。

最早称木棉为"英雄"的是清代诗人陈恭尹，他在《木棉花歌》中形容木棉花："浓须大面好英雄，壮气高冠何落落。"

宋·杨万里《三月一十雨寒》诗："姚黄魏紫向谁赊，郁李樱桃也没些，却是南中春色别，满城都是木棉花。"

南宋诗人刘克庄曾经这样赞美："几树半天红似染，居人云是木棉花。"

木棉树干参天，花红似火，绿荫如盖，富有观赏价值，是绿化环境、美化城乡风光的优良树种。同时，木棉还具有多方面的经济价值，其木质轻软，纹理直，结构粗，可作包装箱、造纸、隔热板和家具等用材；其卵状蒴果开裂吐出的洁白绢状棉絮浮力大，耐水性强，可填充枕头和救生用具；其花、果、根、皮均能入药用。木棉种子含油脂，可以榨油，能治疮疥。

粤人以木棉为棉絮，做棉衣、棉被、枕垫，唐代诗人李琮有"衣裁木上棉"之句。宋代郑熊《番禺杂记》载："木棉树高二三丈，切类桐木，二三月花既谢，蕊为绵。彼人织之为毯，洁白如雪，温暖无比。"

七星剑花

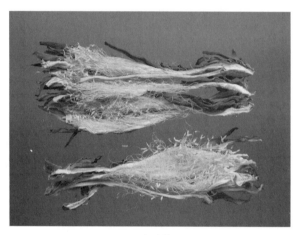

七星剑花

【来　　源】本品为仙人掌科植物量天尺的花。

【别　　名】量天尺花、霸王花、昙花、剑花、龙骨花、霸王鞭。

【产　　地】主产于广东肇庆、广州、佛山等地。

【性状及选购】干燥花呈不规则的长条束状，长 15～17 厘米。花被棕褐色或黄棕色。萼管细长部扭曲呈条束状，外侧有皱缩的鳞片。上端花被狭长披针形，有纵脉，往往数轮粘贴在一起。花被内有多数雄蕊。气微弱，味稍甜。

以朵大、色鲜明、味香甜者为佳。

【性味功用】味甘，性凉。入肺经。清热痰，除积热，止气痛，理痰火。用于治肺结核、支气管炎、颈淋巴结结核、腮腺炎。

【有效成分】含有多种氨基酸及微量元素。

【药理作用】本品有解热、抗炎、降血脂等作用。

【食疗及药膳】

1. 剑花白鳝汤

［原料组成］白鳝 500 克，七星剑花 150 克，马蹄 250 克，蜜枣适量，调料适量。

［制法］将白鳝去鳃及内脏，洗净，下油锅稍煎香；七星剑花、马蹄（去皮）、蜜枣洗净。然后把全部用料放入滚水锅内，用武火煮滚，改文火煲 2 小时，调味供用。

［服法］去渣饮汤，亦可吃鱼。

［功用］清痰热，润肺燥。

2. 剑花蜜枣猪肺汤

［原料组成］猪肺半个，七星剑花 60 克，蜜枣 5 个，陈皮 1 小片。

［制法］将七星剑花、陈皮用清水浸软；将七星剑花洗净，切 2～3 段；陈皮（去白）、蜜枣洗净；猪肺切厚片，浸泡于清水中，用手挤洗干净，放入开水锅内煮 5 分钟，捞起过冷水。把全部材料放入锅内，加适量清水，用武火煮沸后，以文火煲 2 小时，调味供用。

［服法］去渣饮汤。

［功用］清润肺燥，理肺气而止咳嗽。

【趣话】

剑花，是驰名中外的广东肇庆特产之一，因其产于该市景区七星岩，故又名七星剑花。剑花是一种攀缘植物，大都植根于土壤之中。而七星剑花却与众不同，它有一种奇异的特性，喜好生长在没有水分、没有土壤的七星岩悬崖峭壁之上，又称霸王花。七星剑花属仙人掌科，茎狭长，三棱有节，状如节鞭，向四处蔓延，一节一节地向上攀登，所以又称"量天尺"。在每年的小暑到中秋为剑花盛开季节，尤其是风雨之后，繁花竞放，民间又称"风雨花"。剑花，在夏天开白花，日闭夜开，因而又有"神仙剑花"之美誉。

剑花煲汤具有清心润肺、清暑解热、除痰治咳的作用，其味清香、汤甜滑，实为佐膳美料，为"煲汤一族"的广东人所喜爱，更是远销东南亚各地。

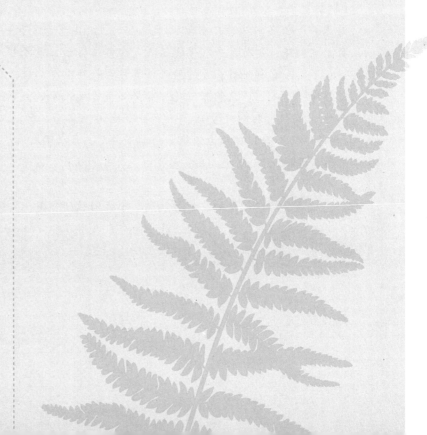

第七章

其他类

鳖

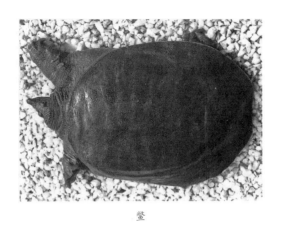

鳖

【来　　源】本品为鳖科动物鳖除去内脏的新鲜全体。

【别　　名】甲鱼、水鱼、团鱼王八等。

【产　　地】全国各地均产。

【性状及选购】以鳖体呈黄褐色、橄榄色、深绿色，色泽鲜明，油润，板平而肥厚，体壮性猛，无"斑点""黑眼"等病伤特征为佳。可将鳖翻转于地上，若迅速伸头，翻身连滚带爬，或用手控住两个后腿窝，鳖脖伸长，转动灵活，欲张嘴咬人者为佳。

【性味功用】鳖肉味甘，性平。归肝经。滋阴，清热，益肾健胃，养血壮阳，凉血散结。适用于阴虚发热、久疟、脱肛、子宫下垂、崩漏、带下、慢性痢疾等症。

【有效成分】鳖肉含有丰富的蛋白质、钙、磷、维生素 A，还含有脂肪、糖类、烟酸、维生素 B_1、维生素 B_2、维生素 D 以及动物胶、角蛋白、碘等物质。

【药理作用】本品可提高人体免疫功能。

【应用注意】肝炎患者不宜食用。肠胃功能虚弱、消化不良的人应慎吃。尤其是患有肠胃炎、胃溃疡、胆囊炎等消化系统疾病患者不宜食用。失眠者、孕妇及产后泄泻者也不宜食用。

【常用单验方】

(1) 慢性肾炎　鳖肉 500 克，大蒜 60 克，加白酒、白糖适量，加水炖熟，食肉饮汤。

(2) 肺结核低热　鳖 1 只，取血，以适量黄酒冲服，当日服完，连服 1 周；或取鳖 1 只，去内脏、与生地 15 克、柴胡 9 克、地骨皮 15 克共炖汤服。

(3) 胃及十二指肠溃疡　鳖肉 250 克，猪肚 1 个。将鳖肉放猪肚内，共炖熟。吃肉喝汤，分数次吃，连吃7剂为1个疗程。

(4) 产后失血、大便秘结　取鳖肉250克，百合30克，共炖食。

【食疗及药膳】

1. 鳖补髓汤

[原料组成] 鳖1只，猪脊髓200克，葱、姜、胡椒粉、味精各适量。

[制法] 将鳖宰杀、洗净，切成肉块，放在砂锅内，加入适量清水和姜、葱、胡椒粉。先用武火煮沸，再用文火炖煮2小时左右。注意加水，防止烧干。待鳖肉煮熟后投入洗净的猪脊髓再煮，猪脊髓熟后停火，酌加少量味精。

[服法] 佐餐食用，吃肉喝汤。

[功用] 滋阴补肾，填精益髓。适用于肾阴亏虚所致的头晕、目眩、健忘、腰膝酸痛、夜寐多梦、盗汗遗精等。

2. 红烧鳖

[原料组成] 鳖肉1000克，鸡翅2副，火腿50克，蘑菇10克，鸡清汤1500毫升，食盐、料酒、酱油、胡椒粉、白糖、味精各适量。

[制法] 将鳖肉切成块；鸡翅剁去尖，切成两段；火腿用热水洗净，切成厚片；蘑菇洗净。将鳖肉块、鸡翅、火腿片、蘑菇一并放在砂锅内，加入鸡清汤和食盐、料酒、酱油、胡椒粉、白糖，先用武火煮沸，再用文火炖煮2小时左右。注意加水，防止烧干。待鳖肉熟烂后停火，酌加少量味精。

[服法] 滋阴补肾，益气养血。适用于阴血亏虚所致的骨蒸潮热、颧红、盗汗、心烦失眠、痔疮便血、男子遗精、女子崩漏带下和脾虚气陷所致的气短懒言、疲乏无力、肛门脱垂等。

3. 二母甲鱼

[原料组成] 500克以上鳖1只，贝母、知母、前胡、柴胡、杏仁各5克，食盐、料酒各适量。

[制法] 将鳖宰杀、洗净，切成肉块，放在大碗内；将贝母等中药洗净，装入纱布袋内，扎紧袋口，也放入碗内；酌加适量料酒和食盐，再加入清水，没过肉块，放在蒸锅中蒸1小时左右，以鳖肉熟烂为度。

[服法] 趁热分顿食用。

[功用] 滋补肝肾，养阴退热。适用于阴液不足所致的口干咽燥、长期低热不退等。

4. 甲鱼羊肉汤

[原料组成] 鳖500克，羊肉250克，草果3克，生姜片、胡椒粉、食盐、味精各适量。

[制法] 将鳖宰杀、洗净，切成小肉块；羊肉洗净，切块，与鳖肉块一并放

在砂锅内，加入草果和适量生姜片、清水，先用武火煮沸，再用文火炖煮2小时左右。注意加水，防止烧干。待肉熟烂后停火。酌加少量食盐、胡椒粉和味精。

[服法] 佐餐食用，饮汤、吃肉。

[功用] 滋补肾阴，温养脾胃。适用于肾阴亏虚所致的头晕耳鸣、潮热盗汗、腰膝酸软和脾胃亏虚所致的脘腹冷痛、饮食减少、食后腹胀不舒等症。

【贴士】

中国人喜欢食鳖，首先在于鳖的滋味极鲜，丰腴，营养也丰富；其次，鳖还被当作一种初虚疗疾的佳品。吃鳖应注意两点：一是选择鳖。清代文人兼美食家袁枚认为"甲鱼大则老，小则腥"，故应选择中等大小为好，滋味属上乘。二是食鳖择季节。冬季的鳖较肥为最好，春秋季也可，质稍次，而夏季的鳖俗称"蚊子鳖"，最好不吃。

不论是红烧还是清炖，鳖味道都极鲜美。特别是它背甲周围的柔软表皮部分，肥而不腻，是其肉质中最美的部分，称为"鳖裙"，其味道鲜美无比，别具一格，是鳖周身最鲜、最嫩、最好吃的部分。

尤其要提醒的是，某些野生鳖是国家保护动物，不得食用。

茶树菇

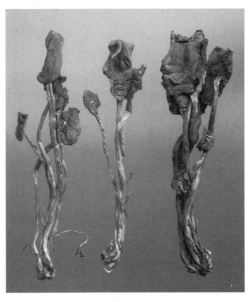

茶树菇

【来　　源】本品为粪绣伞科菌类植物茶薪菇的子实体。

【别　　名】茶菇、茶薪菇、油茶菇、神菇、柱状田头菇。

【产　　地】野生品原产于江西黎川及福建、云南等地，数量极少。现多地栽培有改良品种。

【性状及选购】菌盖幼时呈圆伞形，后逐平展，中浅，褐色，边缘较淡。菌肉白色、肥厚。菌褶与菌柄成直生或不明显隔生，初褐色，后浅褐色。菌柄中实，长 4 ~ 12 厘米，淡黄褐色。菌环白色，膜质，上位着生。孢子卵形至椭圆形。

【性味功用】味甘，性温。健脾止泻，利尿，明目，抗衰老。

【有效成分】主要含 18 种氨基酸，总氨基酸含量为 16.86%。其中含量最高的是蛋氨酸占 2.49%，其次为谷氨酸、天冬氨酸、异亮氨酸、甘氨酸和丙氨酸。

【药理作用】有抗氧化和延缓衰老作用，其多糖有提高免疫力和抑瘤作用。

【用法用量】水煎服。干品 15 ~ 30 克，鲜品 50 ~ 100 克。

【常用单验方】

胃寒、肾炎水肿及小便不利　茶树菇煎水服。

【食疗及药膳】

1. 茶树菇红枣煲乌鸡

[原料组成] 乌鸡半只，茶树菇 50 克，红枣 5 枚（去核），盐适量。

[制法] 将乌鸡洗净切件，其他材料洗净，一起放入煲中，加 4 ~ 6 碗水，先浸泡 10 分钟，用武火煮沸，转小火炖两个小时。起锅前加盐调味。

[服法] 去渣饮汤吃肉。

[功用] 补益肝肾，滋阴补血，益气和胃，增强免疫力。

2. 茶树菇猪骨汤

[原料组成] 茶树菇（干）50 克，猪骨 500 克，蜜枣 1 个。

[制法] 将猪骨先用沸水煮 5 分钟，取出洗净；干茶树菇用水浸泡 10 分钟，洗净；放半煲水，加入猪骨、茶树菇、蜜枣，用大火烧开后改小火煲一小时以上，煲好后加入少许盐调味。

[服法] 去渣饮汤。

[功用] 补益肝肾，养血滋阴，养颜。

3. 茶树菇猪瘦肉汤

[原料组成] 茶树菇 50 克，猪瘦肉 500 克，红枣 8 个，生姜 2 ~ 3 片，食盐、生油各适量。

[制法] 将茶树菇洗净；红枣去核洗净，稍浸泡；猪瘦肉洗净，不必刀切。将处理过的茶树菇、红枣、猪瘦肉一起与生姜片放进瓦煲内，加入清水 3000 毫升，

用武火煲沸后，改为文火煲两个半小时，调入适量食盐和生油便可。

[功用] 补益肝肾，滋阴健胃，消脂。

【趣话】
茶树菇原为江西黎川的西城乡、东堡乡等高山密林地区茶树蔸部生长的一种野生草菌，数量极少，主要分布在江西、福建、云南等地。现在，经过优化改良的茶树菇，盖嫩柄脆，味纯清香，口感极佳，可烹制成各种美味佳肴，其营养价值超过香菇等其他食用菌，属高档食用菌类。

【贴士】
茶树菇营养丰富，蛋白质含量高达 19.55%。总氨基酸含量为 16.86%。人体必需的 8 种氨基酸含量齐全，并且有丰富的 B 族维生素和钾、钠、钙、镁、铁、锌等矿质元素。

龟

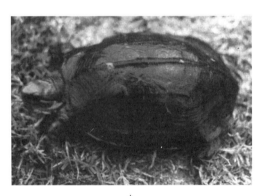

龟

【来　　源】本品为龟科动物乌龟或马来闭壳龟除去内脏的新鲜全体。

【别　　名】乌龟、金钱龟、水龟、金龟。

【产　　地】主产于江苏、浙江、安徽、湖北、湖南等省江泽湖池中。

【性味功用】味甘、咸，性平。归心、脾、肝、肾经。滋阴潜阳，益肾强骨，养血补心，调经止带。用于阴虚劳热、骨蒸盗汗、头晕目眩、筋骨痿软、心虚健忘、久咳咯血、久疟、血痢、肠风痔血、崩漏带下。

【有效成分】每 100 克龟肉中，含蛋白质 16.5 克、脂肪 1 克、糖类 1.6 克，还含有丰富的维生素 A、维生素 B_1、维生素 B_2 以及谷丙转氨酶等多种酶。

【用法用量】水煎服，或佐餐烹饪。50 ~ 100 克。

【常用单验方】

⑴ 烦躁不安，心悸失眠　龟肉 250 克，百合 30 克，大枣 10 枚。共煮汤食之。

⑵ 老人尿多、夜尿多　龟肉 500 克，鸡肉适量，共炖食之。

⑶ 肾虚腰痛，神经衰弱　龟肉 250 克，核桃仁 30 克，杜仲 10 克。共煮熟，去杜仲，食肉、核桃，饮汤。

⑷ 小儿遗尿　龟肉、狗肉各 250 克，共炖烂，每日 2 次分食，食肉饮汤。

【食疗及药膳】

1. 煨乌龟

[原料组成] 乌龟 1 只，火腿 30 克，清汤 1500 毫升，香葱、姜、盐、味精各适量。

[制法] 取龟肉，洗净切块；火腿切片。在油锅煸香葱、姜，放入龟肉块和盐略炒，倒入砂锅内，加入清汤，用文火煨烂，放入火腿片，煮至汤汁浓稠、散发香味，加味精。

[服法] 佐餐服用。

[功用] 补肾，益精，养血。凡久病精血亏虚、疲劳乏力、久瘫萎弱、虚劳咳嗽、咯血、骨蒸劳热及筋骨疼痛、酸软无力等症者，均可食之。

2. 乌龟滋阴汤

[原料组成] 乌龟肉 500 克，枸杞 100 克，熟地、黄精、山萸肉各 50 克，山药 50 克，人参 20 克，板栗 100 克。

[制法] 用锅清蒸熟。

[服法] 按量分食。

[功用] 滋阴补肾。适用于肝肾阴虚，头昏目眩。

3. 沙参冬虫夏草炖龟肉

[原料组成] 沙参 60 克，冬虫夏草 10 克，乌龟 1 只。

[制法] 将乌龟去内脏洗净，与沙参、冬虫夏草一起加水，煮汤。

[服法] 可加油盐调味，饮汤食龟肉。

[功用] 滋阴养血，补肺益肾。适用于肺结核吐血、痰中带血，阴虚潮热、盗汗。

4. 乌龟鱼鳔汤

[原料组成] 乌龟肉 100 克，鱼鳔 15 克，精盐少许。

[制法] 先将鱼鳔用清水泡发；把乌龟肉与鱼鳔一起入锅，先用武火烧沸，再用文火炖至烂熟后加精盐少许。

[服法] 饮汤吃肉和鱼鳔。

[功用] 补肾阴，益肾气。适用于肾气不足之遗尿、老年人尿频、慢性肾炎。

【贴士】

乌龟是长寿的动物，它能活100年以上，素有"龟身五花肉"之称，即指龟肉中含有牛、羊、猪、鸡和鱼等五种动物的营养和美味，是特别好的补品。

全龟鲜龟捣敷，适用于跌打损伤及瘰疬、恶疮。龟血适用于治疗跌打损伤及脱肛等。特别提醒的是，某些龟是国家保护动物，不得食用。

（1）龟甲胶　龟甲胶为龟甲经煎煮、浓缩制成的固体胶。为长方形或方形的扁块，深褐色。质硬而脆，断面光亮，对光照视，透明。气微腥，味淡。功效：滋阴，养血，止血。用于阴虚潮热、骨蒸盗汗、腰膝酸软、血虚萎黄、崩漏带下。每日服用3～9克，烊化兑服。

（2）龟苓膏　龟苓膏呈黑色，微带透明。它最早产于广西梧州，是以龟和土茯苓为主要原料，再加入甘草、红枣、桑叶、金银花、蜂蜜、菊花等，经过长时间熬炼而成的食品。现在的龟苓膏大部分是采用龟胶代替野生金钱龟和鲜鳖甲，或者把龟板磨成粉与土茯苓和几十种中药熬煎而成。

龟苓膏号称"上班族必备的灭火器"，岭南地区多雨潮湿，冬暖夏热，因此，讲究清热解毒、除湿去热的广东人常吃龟苓膏。现代营养学研究发现，龟苓膏中含有多种活性多糖和氨基酸，具有低热量、低脂肪、低胆固醇的特点，能够调节血脂和血糖。

猴头菇

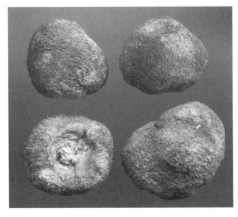

猴头菇

【来　　源】本品为齿菌科真菌猴头菌的子实体。

【别　　名】猴菇、猬菌、刺猬菌、小刺猴头、猴头菇。

【产　　地】猴头菌分布于东北、华北、西南及甘肃、上海、浙江、河南、广西、西藏等地。

【性状及选购】本品形似猴头，呈不规则块状，直径3.5～10厘米，基部狭窄。表面浅黄色至浅褐色。子实体着生于菌刺上，菌刺长圆筒形，下端尖锐，长1～3厘米，直径1～2厘米，体轻，质软，易纵向撕开，断面浅黄至浅褐色，疏松。气香，味甘。

以形体完整无缺、茸毛齐全、体大、色泽金黄色者为好。

【性味功用】味甘，性平。归脾、胃、心经。行气消食，健脾开胃，安神益智。用于食积不消、脘腹胀痛、脾虚食少、失眠多梦。

【有效成分】猴头菌子实体中含猴头菌酮A、猴头菌酮B、猴头菌酮D、猴头菌酮E、猴头菌酮F、猴头菌酮G、猴头菌酮H、猴头菌碱等；干燥子实体含蛋白质、脂质、纤维及葡聚糖，还含麦角甾醇。

【药理作用】具有增强免疫力、抑瘤、抗溃疡及降血糖作用以及延缓衰老作用。

【用法用量】内服：煎汤，10～30克，鲜品30～100克；或与鸡共煮食。

【常用单验方】

（1）消化不良　干猴头菇60克，水浸软后切成薄片，水煎服，黄酒为引，日服2次。

（2）肠炎　干猴头菇7～8克，用清水冲洗数次，再用开水（约500毫升）一次浸泡，分3～5次一天内服完，连服20天。

（3）胃溃疡　干猴头菇30克，水煮食。日服2次。

（4）神经衰弱　干猴头菇150克，泡软切片，与鸡共煮。日服1～2次。

（5）慢性乙型肝炎　干猴头菇75克，水煎，一日内分两次渣水并服，连服一个半月至两个月。

【食疗及药膳】

1.猴头菇清炖排骨

[原料组成] 鲜猴头菇250克，猪排骨200克，香菇3个，精盐、酱油各适量。

[制法] 将鲜猴头菇浸泡去苦味；香菇泡发后切片；猪排骨洗净后切成小块。将猴头菇、香菇片、猪排骨块一起放入锅中，放水适量，用旺火煮半小时，加入精盐、酱油即可。

[服法] 去渣饮汤吃肉。

[功效] 助消化，健身体。

2. 冬笋烧猴头菇

[原料组成] 猴头菇 550 克，油菜心 100 克，火腿片、熟冬笋片、熟猪油、姜片、葱结、料酒、精盐各适量。

[制法] 将猴头菇去根蒂，顺毛切成大片；油菜心洗净，切成段。炒锅上中火，放熟猪油烧热，投入姜片、葱结炸香，加料酒、猴头菇片、火腿片、熟冬笋片、油菜心段烧沸，改小火烧至猴头菇片松软，再改用中火，加精盐，淋上熟猪油，倒入大圆盘内即可。

[服法] 佐餐用。

[功效] 适用于失眠。

3. 蜜汁猴头菇银耳

[原料组成] 鲜猴头菇 1 个，干银耳 2.5 克，冰糖 10 克。

[制法] 将鲜猴头菇洗净切块，干银耳泡发，一同入锅，加冰糖，用文火炖半小时即成。

[服法] 随量饮用。

[功效] 每晚睡前吃一小碗，能安眠平喘，增强细胞活力和抵抗力，对气管、食管和平滑肌组织的疾患，均有治疗作用。

【趣话】

猴头菇是一种大型真菌，又名猴头、猴头菌、花菜菌、对脸菇、刺猬菌、山伏菌、阴阳蘑。猴头菇子实体呈球形，上面布满像头发一样针状菌刺（又称菌发）。很像小猴子的头，故称猴头。

自古以来，猴头菇就是有名的山珍，其肉质洁白、柔软细嫩、清香可口，营养丰富，是我国著名的八大"山珍"之一，且与海参、熊掌、燕窝并称为"中国四大名菜"。

猴头菇菌肉鲜嫩，香醇可口，有"素中荤"之称，有很好的滋补作用。民间谚语有"多食猴头，返老还童"之说。

【贴士】

吃猴头菇要经过洗涤、泡发、漂洗和烹制 4 个阶段，要让猴头菇软烂如豆腐时，其营养成分才能完全出来，所以一定要泡够时间。

猴头菇的泡发方法：干猴头菇适宜用水泡发而不宜用醋泡发，泡发时先将猴头菇洗净，然后放在热水或沸水中浸泡 3 个小时以上（泡发至没有白色硬芯即可，如果泡发不充分，烹调的时候由于蛋白质变性很难将猴头菇煮软）。另外需要注意的是，即使将猴头菇泡发好了，在烹制的时候也要加入料酒或白醋进行煮制，这样做可以中和一部分猴头菇本身带有的苦味。

牡蛎肉

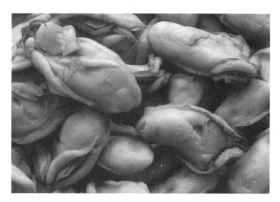

牡蛎肉

【来　　源】本品为牡蛎科动物长牡蛎、大连湾牡蛎或近江牡蛎的干燥软体部分。全年可采收，撬开贝壳，取肉，晒干。

【别　　名】新鲜牡蛎肉称"生蚝"。

【产　　地】长牡蛎主产于我国渤海、黄海、东海、南海；大连湾牡蛎仅产于我国北方沿海，为大连沿海的优势品种。近江牡蛎主产于辽宁、山东、广东、海南、河北、江苏、福建等省区。

【性状及选购】本品略呈长椭圆形或扁圆形，长 3 ~ 5 厘米，宽 1.5 ~ 2.5 厘米。表面棕褐色或深褐色，肉质肥厚而皱褶，褶边色泽颇深，顶端浑圆，基部不整齐。水浸软观察：肉质部软，鳃成直条状不弯至背后角；肉质部延长形，鳃自前方延伸至后方中央，弯曲度小，或鳃弯至背后角。光泽而油润。质脆，易碎，断面黑褐色，有间隙。气微腥，味微甘、微咸。

【性味功用】味甘、咸，性平。归肝、心经。滋阴养血。用于烦热失眠、心神不安、丹毒。

【有效成分】牡蛎肉含糖原 63.5%、牛磺酸 1.3%、10 种必需氨基酸 1.3%。

【药理作用】具有提高机体免疫力、降血糖等作用。

【用法用量】水煎服或佐餐烹饪。15 ~ 30 克，鲜用加倍。

【应用注意】鲜品置 -4℃保存，防腐败变质。

【常用单验方】

瘿病（甲状腺肿大）　以海藻、昆布与牡蛎肉（或用生晒蚝或蚝豉）同炖食。

【食疗及药膳】

1. 紫菜鲜蚝羹

［原料组成］紫菜 15 克，牡蛎肉 200 克，绿豆粉丝 50 克，上等鱼露、味

精各适量。

[制法] 将适量清水滚开，入绿豆粉丝，至绿豆粉丝熟时加入牡蛎肉和紫菜，加适量上等鱼露和味精即可食用。

[服法] 每天1剂。或佐餐用。

[功用] 清热化痰，软坚散结。用于痰火瘰疬、瘿瘤等。

2. 韭菜生蚝羹

[原料组成] 韭菜100克，牡蛎肉200克，生姜3片，马蹄粉、盐、油各适量。

[制法] 将韭菜洗净，切段；牡蛎肉漂洗净。在锅中放入生姜片和清水250毫升（5碗量），用武火滚沸后，下牡蛎肉至刚熟，下韭菜段，再加入稀马蹄粉勾芡，下盐、油便可。

[服法] 佐餐用。

[功用] 温补肾阳，温中开胃。

3. 丝瓜牡蛎汤

[原料组成] 丝瓜450克，牡蛎肉150克，味精、五香粉、湿淀粉、麻油、料酒、清汤、葱花、姜末、精盐皆适量。

[制法] 把丝瓜刮皮，洗净，切片；把牡蛎肉入沸水锅中焯5分钟，剖成薄片。锅上火，油烧到六成热，下牡蛎片煽炒，烹入料酒、清汤，用中火煮开，下丝瓜片、葱花、姜末，煮沸，加精盐、味精、五香粉，用湿淀粉勾芡，浇麻油，拌匀。

[服法] 随餐食用。

[功用] 清热解毒，凉血和血，止渴降糖。可用于糖尿病、前列腺炎、尿道炎。

【趣话】

将蚝制成蚝干，俗称为"蚝豉"。"蚝豉"广府话音近"好市"，所以过去广东人开年往往用它同发菜同煮，叫作"发财好市"。其实"发菜煮蚝豉"，味道并不佳，但因为它好意头，人们也就只好年年如此。"蚝豉"以生晒的被认为最好，熟晒的则味道较差，价钱也较为便宜。用煮蚝豉的汤液，再熬上一二十小时便成蚝油。

【贴士】

《中国药典》收载的为长牡蛎、大连湾牡蛎或近江牡蛎的贝壳。取贝壳洗净，干燥，碾碎入药或煅至酥脆，可重镇安神、潜阳补阴、软坚散结，用于惊悸失眠、眩晕耳鸣、痰核等。煅牡蛎收敛固涩，用于自汗盗汗、遗精崩带、胃痛吞酸。

参考文献

[1] 中国科学院华南植物研究所. 广东药用植物手册. 广州: 广东人民出版社, 1982.

[2] 郑汉臣. 中国食用本草. 上海: 上海辞书出版社, 2003.

[3] 吴德邻. 广东中药志 (第1卷). 广州: 广东科学技术出版社, 1994.

[4] 广东省食品药品监督管理局. 广东省中药材标准 (第一册). 广州: 广东科学技术出版社, 2004.

[5] 广东省食品药品监督管理局. 广东省中药材标准 (第二册). 广州: 广东科学技术出版社, 2011.

[6] 广东省食品药品监督管理局. 广东省中药材标准 (第三册). 广州: 广东科学技术出版社, 2018.

[7] 梅全喜. 广东地产药材研究. 广州: 广东科学技术出版社, 2011.

[8] 范文昌. 广东地产清热解毒药物大全. 北京: 中医古籍出版社, 2011.

[9] 朱向东. 实用中医药膳食疗学. 北京: 中国中医药出版社, 2010.

[10] 周松芳. 岭南饮食文化. 广州: 广东人民出版社, 2019.